JULIE FORTON

LE YOGA de la femme

COMPRENDRE ET MAÎTRISER SON ÉQUILIBRE HORMONAL NATURELLEMENT

W/.

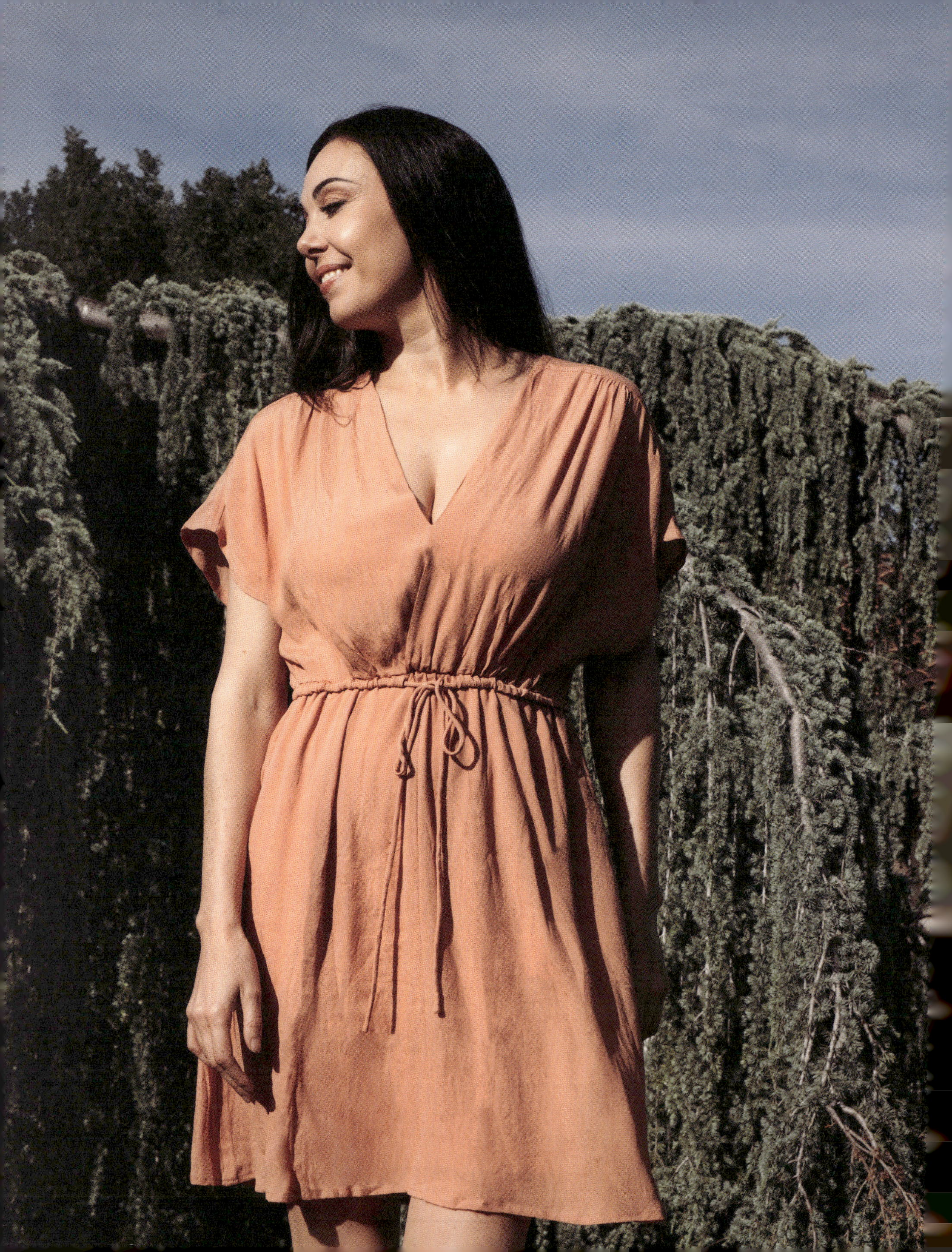

En tant que femme, l'écriture de ce livre me tenait particulièrement à cœur. En effet, la vie hormonale des femmes a longtemps été un sujet tabou dont personne ne parlait. Pendant des siècles, elles ont traversé les changements hormonaux inhérents à leur sexe sans pouvoir obtenir de l'aide, beaucoup de leurs questions restant sans réponse. Lors de la puberté, la pilule contraceptive était considérée comme la seule solution aux cycles irréguliers et aux douleurs prémenstruelles. Lors de la ménopause, une femme devait souffrir en silence à cause de nombreux symptômes qui n'étaient pas toujours connus ou reconnus comme hormonaux et elle pouvait être amenée à prendre des anxiolytiques pour calmer ses angoisses face à ces changements.

Depuis quelques années cependant, il semble que la parole se libère et qu'il y ait une meilleure circulation des informations et des connaissances. De plus en plus de femmes partagent leurs expériences, tandis que de nombreux médecins et scientifiques étudient le sujet pour apporter des réponses et des solutions, permettant un meilleur accompagnement.

À titre personnel, le yoga et la méditation ont été d'une aide incommensurable dans ma vie de femme. Je leur voue un amour qui a guidé mon parcours et m'a menée jusqu'à leur enseignement. Naturopathe de formation, passionnée depuis toujours par la culture et la sagesse asiatique, j'ai eu l'occasion de voyager en Inde et en Indonésie, y approfondissant mes connaissances des soins traditionnels holistiques et du yoga.

Aujourd'hui grâce à ce livre, j'aimerais partager avec vous toutes les connaissances que j'ai pu acquérir ces quinze dernières années en tant que professeure de yoga. J'espère qu'il vous aidera à mieux comprendre vos maux afin de les soulager, et qu'ainsi vous parviendrez à maîtriser votre système hormonal, pour enfin trouver votre équilibre.

Julie

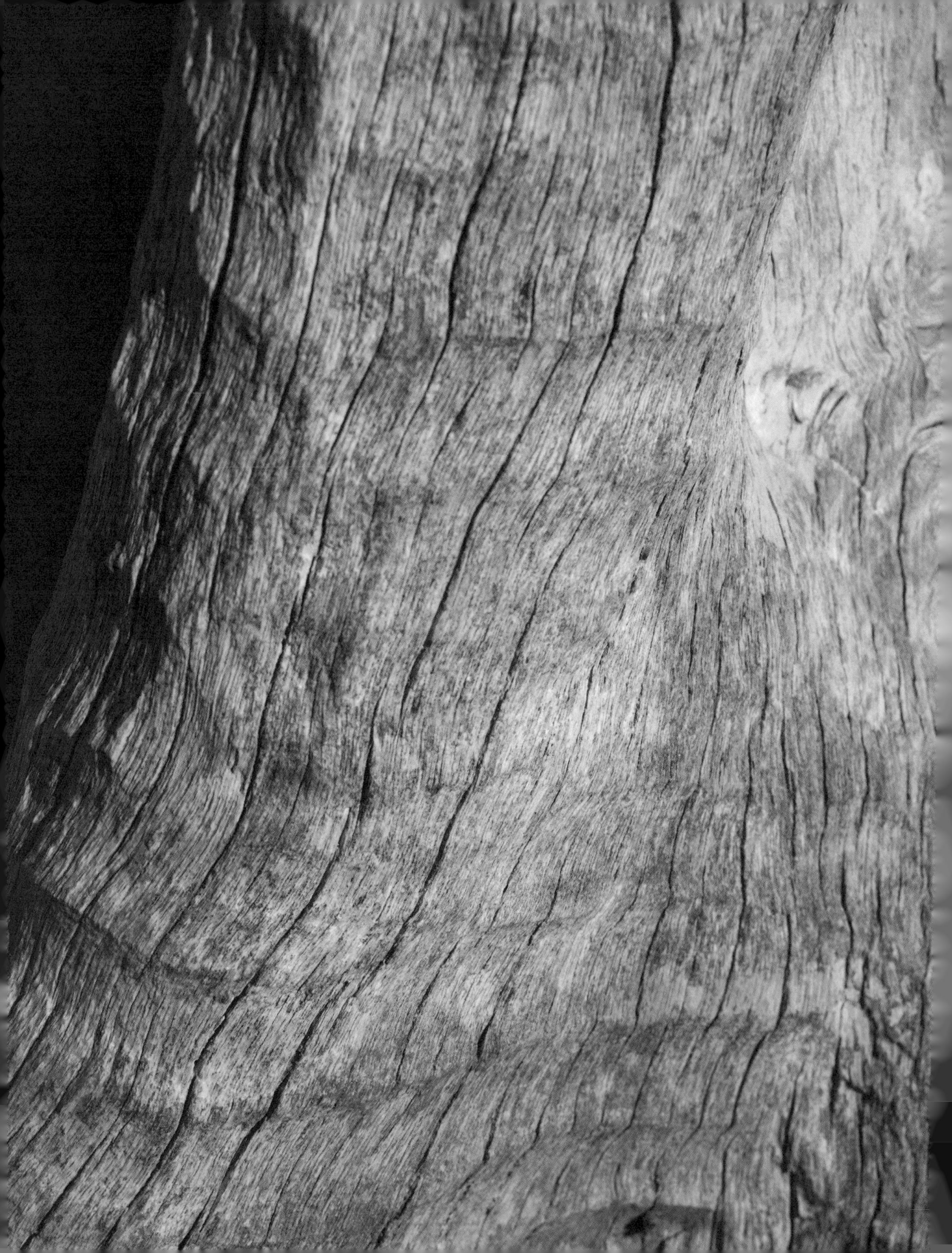

SOMMAIRE

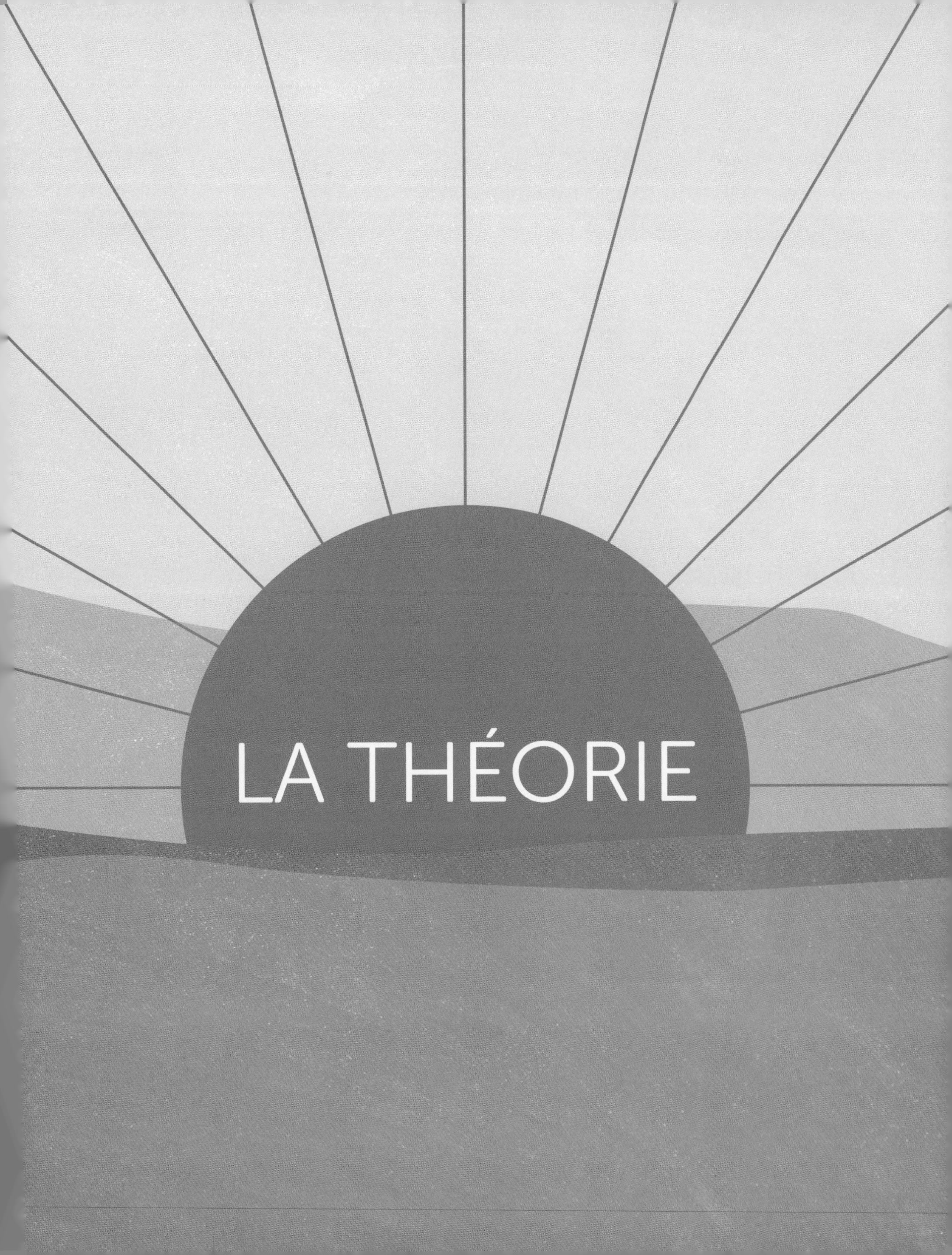

LA THÉORIE

1

LE SYSTÈME HORMONAL FÉMININ

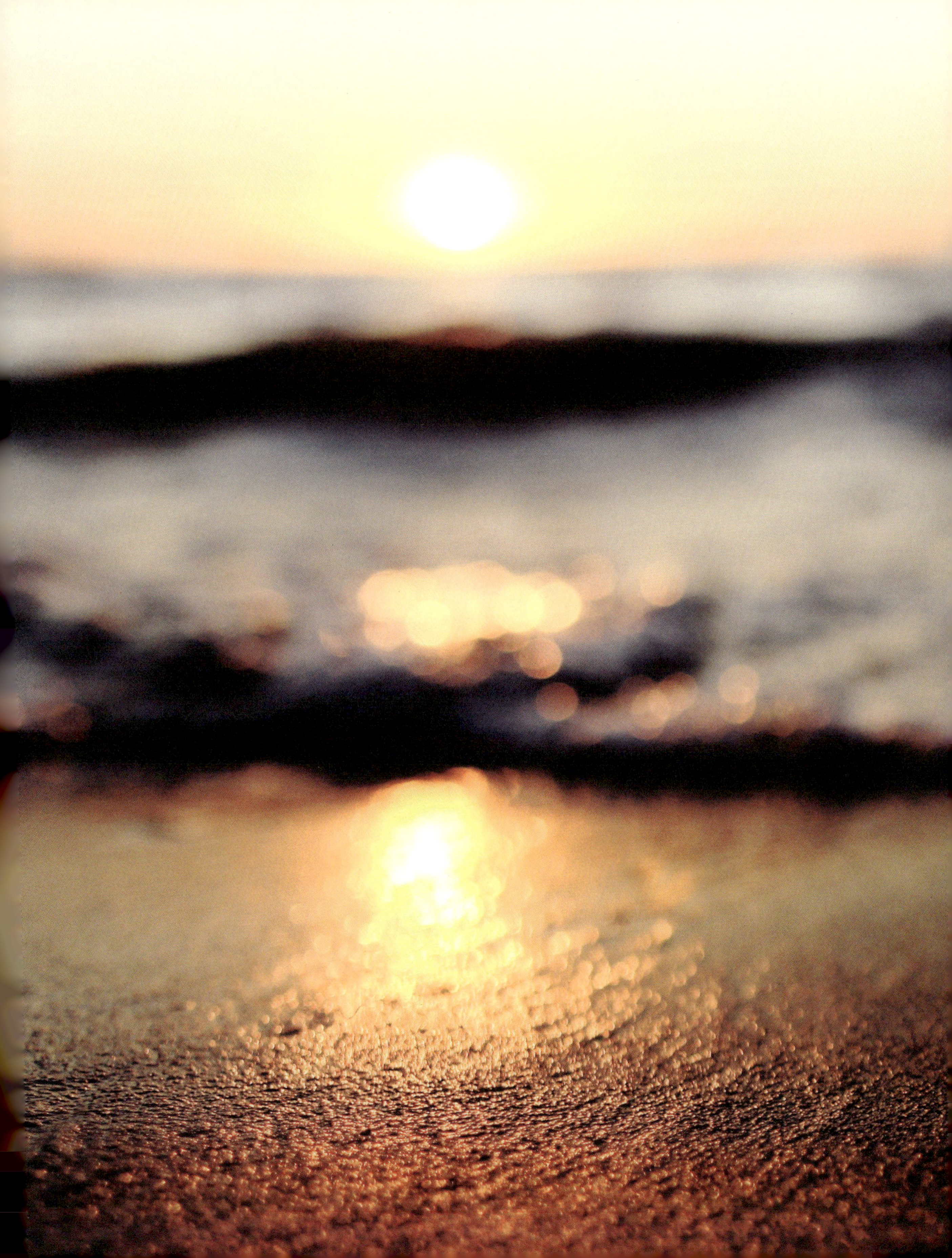

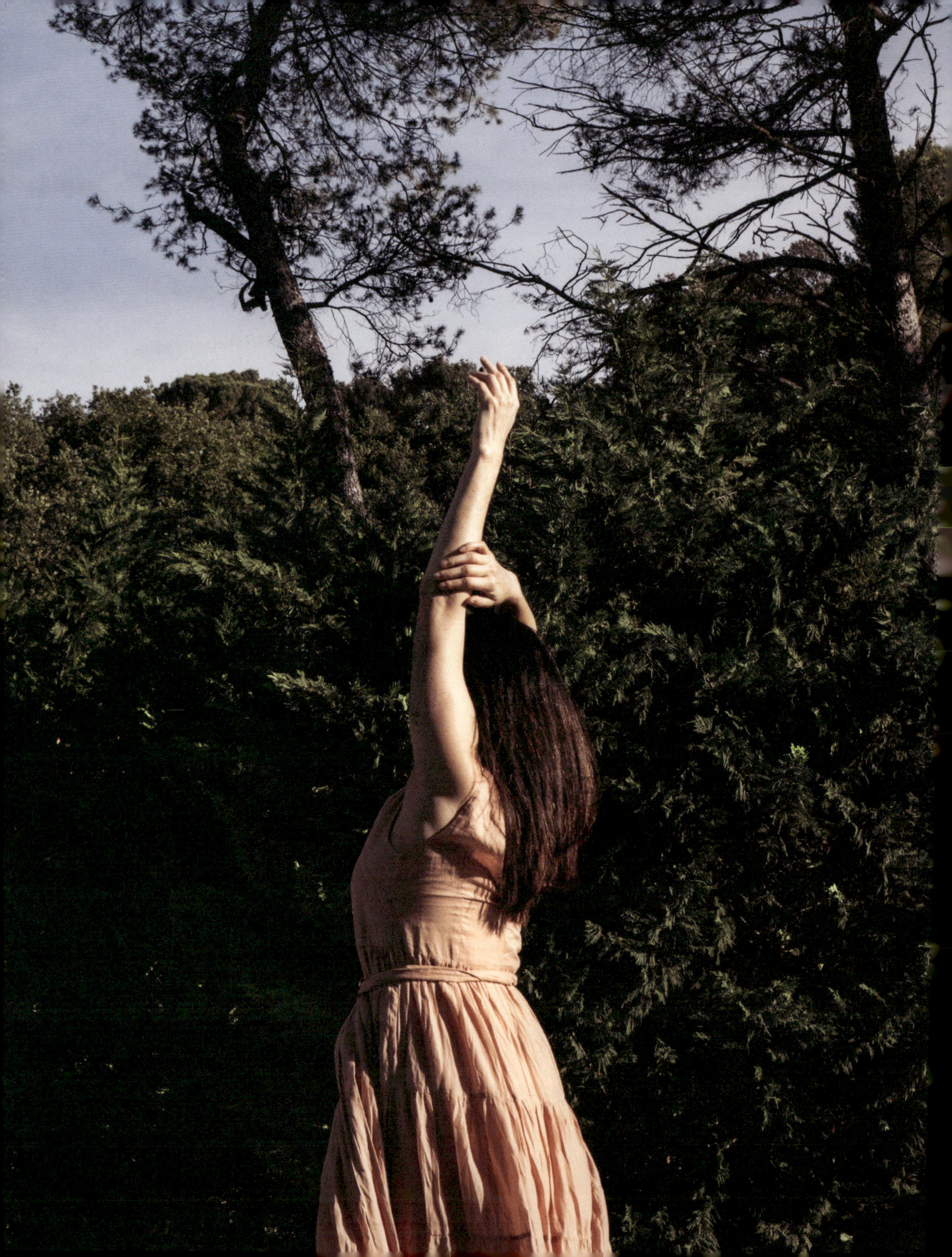

Le système hormonal féminin, dans toute sa complexité et sa finesse, représente un univers fascinant et joue un rôle crucial dans la vie d'une femme. De la puberté, période d'éveil, à la post-ménopause, symbole d'une nouvelle ère, chaque phase est intrinsèquement liée à un ballet hormonal unique. Les changements qui se jouent ne se limitent pas seulement à influencer sa santé reproductive, ils tissent aussi les fils du bien-être, de l'humeur et du comportement, et se révèlent être des indicateurs fiables de sa santé globale.

Dans cette première partie, nous nous engageons dans une exploration approfondie et éclairante de la vie hormonale féminine, en démystifiant ses cycles et en soulignant ses périodes clés. Notre voyage commence avec une étude détaillée des différentes phases qui constituent le cycle menstruel, un phénomène à la fois complexe et merveilleux. Chacune d'elles, de la menstruation à l'ovulation, est régulée par un équilibre délicat d'hormones, celles-ci jouant toutes un rôle particulier et essentiel dans la préparation du corps à une éventuelle grossesse.

Nous examinerons ensuite les moments hormonaux cruciaux qui jalonnent la vie d'une femme. La puberté marque le début de la fertilité, un moment où le corps subit des transformations radicales sous l'impulsion d'hormones en éveil. Viennent ensuite des étapes comme la péri-ménopause, une période souvent méconnue mais significative, où les fluctuations hormonales peuvent entraîner des symptômes variés et parfois déroutants. La ménopause, quant à elle, représente une transition majeure, signifiant la fin de la période reproductive, accompagnée de ses propres défis et opportunités. Enfin, la post-ménopause, souvent négligée dans les discussions sur la santé féminine, est pourtant une période qui mérite une attention toute particulière. Elle ouvre un chapitre où la gestion de la santé hormonale peut jouer un rôle majeur dans la qualité de vie et le bien-être à long terme.

Cette exploration du système hormonal féminin vise non seulement à fournir une compréhension scientifique, mais aussi à offrir un éclairage sur les expériences vécues par les femmes. En démystifiant ces processus, nous aspirons à les équiper des connaissances nécessaires pour naviguer avec confiance à travers les différents moments de leur vie hormonale.

Le cycle **menstruel** et ses **différentes phases**

Le cycle menstruel est un processus biologique complexe et essentiel se déroulant généralement sur une période de 28 jours, mais pouvant varier d'une femme à l'autre.
Il est divisé en trois phases principales, chacune caractérisée par des changements hormonaux et physiologiques spécifiques.

LA PHASE FOLLICULAIRE

La phase folliculaire, période de renouveau et de préparation, correspond aux premiers jours du cycle menstruel, démarrant avec les menstruations et s'étendant jusqu'à l'ovulation. C'est une phase où le potentiel de fertilité commence à se manifester. Sous l'effet de l'hormone folliculo-stimulante (FSH) produite par la glande pituitaire, une série de follicules ovariens - contenant chacun un ovule immature - entament un processus de maturation. Bien que plusieurs follicules commencent ce voyage, un seul atteint généralement la pleine maturité.

Cette phase est également marquée par une augmentation progressive des œstrogènes, hormones essentielles dans le développement et le maintien de la santé reproductive féminine. Les œstrogènes jouent en effet un rôle déterminant dans l'épaississement de l'endomètre, la muqueuse qui tapisse l'intérieur de l'utérus, la préparant ainsi à l'éventuelle implantation d'un embryon en cas de fécondation.

En parallèle, la femme peut expérimenter des changements physiques et émotionnels qui reflètent l'influence des œstrogènes et de la FSH sur le corps. Il peut s'agir notamment d'une augmentation de l'énergie, d'une amélioration de l'humeur et, chez certaines, d'une augmentation de la libido.

La phase folliculaire est donc un moment de préparation intense où le corps féminin se prépare à l'éventualité d'une grossesse. Elle illustre la remarquable capacité de ce dernier à se régénérer et à se préparer, mois après mois, pour le processus de reproduction. C'est une période où le dialogue entre le corps et les hormones atteint une harmonie subtile, orchestrant les événements qui mènent à l'ovulation et ouvrant la voie à la phase suivante du cycle menstruel.

LA PHASE OVULATOIRE

La phase ovulatoire, souvent perçue comme le point culminant du cycle menstruel, est une fenêtre temporelle relativement brève, mais cruciale. Survenant généralement autour du 14e jour dans un cycle standard de 28 jours, cette étape est le théâtre d'un ballet hormonal remarquablement bien synchronisé. Un pic soudain d'œstrogènes stimule une hausse rapide de l'hormone lutéinisante (LH), un signal déclencheur de l'ovulation.

L'ovulation elle-même est un moment de libération et de potentiel : le follicule dominant, gorgé d'œstrogènes, éclate pour libérer son ovule mature. Ce dernier entame alors son voyage à travers la trompe de Fallope, où il reste disponible pour être potentiellement fécondé par un spermatozoïde.

La phase ovulatoire est également caractérisée par des signes physiques et des symptômes qui peuvent être ressentis par certaines femmes, sinon par toutes, tels qu'une légère douleur ou un inconfort dans le bas-ventre, connu sous le nom de « mittelschmerz », ou bien des changements dans les sécrétions cervicales qui se font plus claires et plus élastiques, similaires à du blanc d'œuf. Ces signes sont des indicateurs naturels de la fertilité.

Du point de vue émotionnel et comportemental, beaucoup de femmes ressentent une augmentation de la libido à ce moment-là. Ce phénomène peut être interprété comme un mécanisme biologique favorisant la reproduction. En effet, l'augmentation des œstrogènes peut entraîner une amélioration de l'humeur et une sensation de bien-être accru, renforçant ainsi la dimension holistique de la santé reproductive.

La phase ovulatoire est donc un moment de fertilité maximale et de synergie hormonale, représentant à la fois une opportunité de conception et un indicateur clé de la santé menstruelle. Cette phase illustre l'extraordinaire adaptation et précision du système reproducteur féminin, soulignant son rôle vital dans le processus de reproduction.

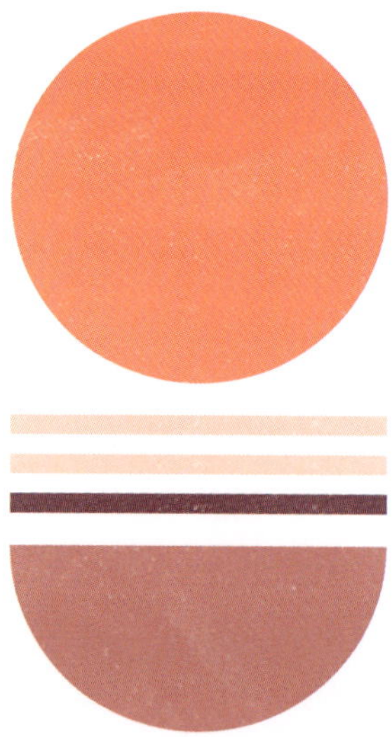

LA PHASE LUTÉALE

La phase lutéale, survenant juste après l'ovulation, est une période de préparation et d'attente jouant elle aussi un rôle crucial dans le cycle de reproduction. Elle débute lorsque le follicule dominant, après avoir libéré son ovule mature, se transforme en une structure appelée « corps jaune ». Cette transformation est un exemple remarquable de la capacité d'adaptation du système reproducteur féminin. Le corps jaune, riche en lipides et doté d'une couleur jaunâtre qui lui donne son nom, devient une véritable petite usine de production d'hormones, sécrétant principalement de la progestérone et, dans une moindre mesure, des œstrogènes. La progestérone joue un rôle essentiel dans cette phase, car elle contribue à épaissir et stabiliser l'endomètre, le rendant ainsi idéal pour l'implantation d'un embryon en cas de fécondation. Cette hormone est également cruciale pour maintenir l'endomètre tout au long de la grossesse.

Si la fécondation de l'ovule ne se produit pas, le corps jaune, vers la fin de la phase lutéale, commence à se désintégrer. Cela entraîne une baisse significative des niveaux de progestérone et d'œstrogènes qui signale à l'endomètre qu'il n'est plus nécessaire de se maintenir pour une grossesse, conduisant à sa desquamation et marquant le début des menstruations. Ainsi, le cycle se termine, prêt à recommencer.

Sur le plan émotionnel et physique, la phase lutéale peut être associée à divers symptômes prémenstruels (SPM), tels que les sautes d'humeur, les ballonnements, les maux de tête et les changements d'appétit. Ces symptômes sont influencés par les fluctuations hormonales et ils varient donc considérablement d'une femme à l'autre.

La phase lutéale est une période de transition, marquant le passage de la phase fertile du cycle à la préparation pour un nouveau cycle. Elle prouve l'incroyable capacité du corps féminin à se préparer à la possibilité d'une grossesse, tout en se réajustant en douceur lorsque celle-ci ne se produit pas. Cette phase témoigne de la complexité et de la beauté du cycle menstruel, soulignant son rôle essentiel dans la vie reproductive de la femme.

Chaque phase joue un rôle crucial dans la régulation de la fertilité et reflète les subtilités du système reproducteur féminin. Comprendre ces phases permet aux femmes de mieux interpréter les signaux de leur corps et de gérer leur santé reproductive de manière plus informée.

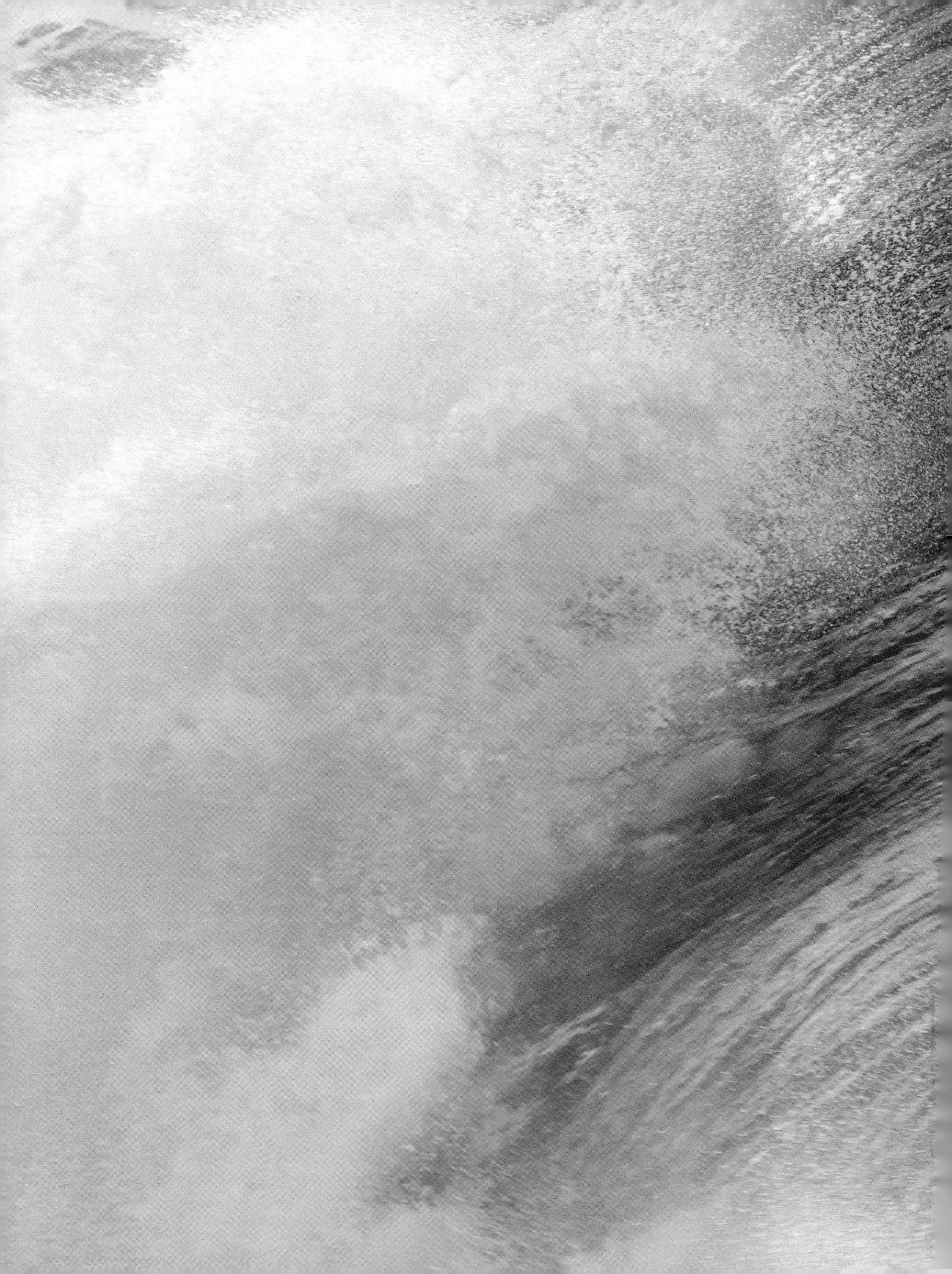

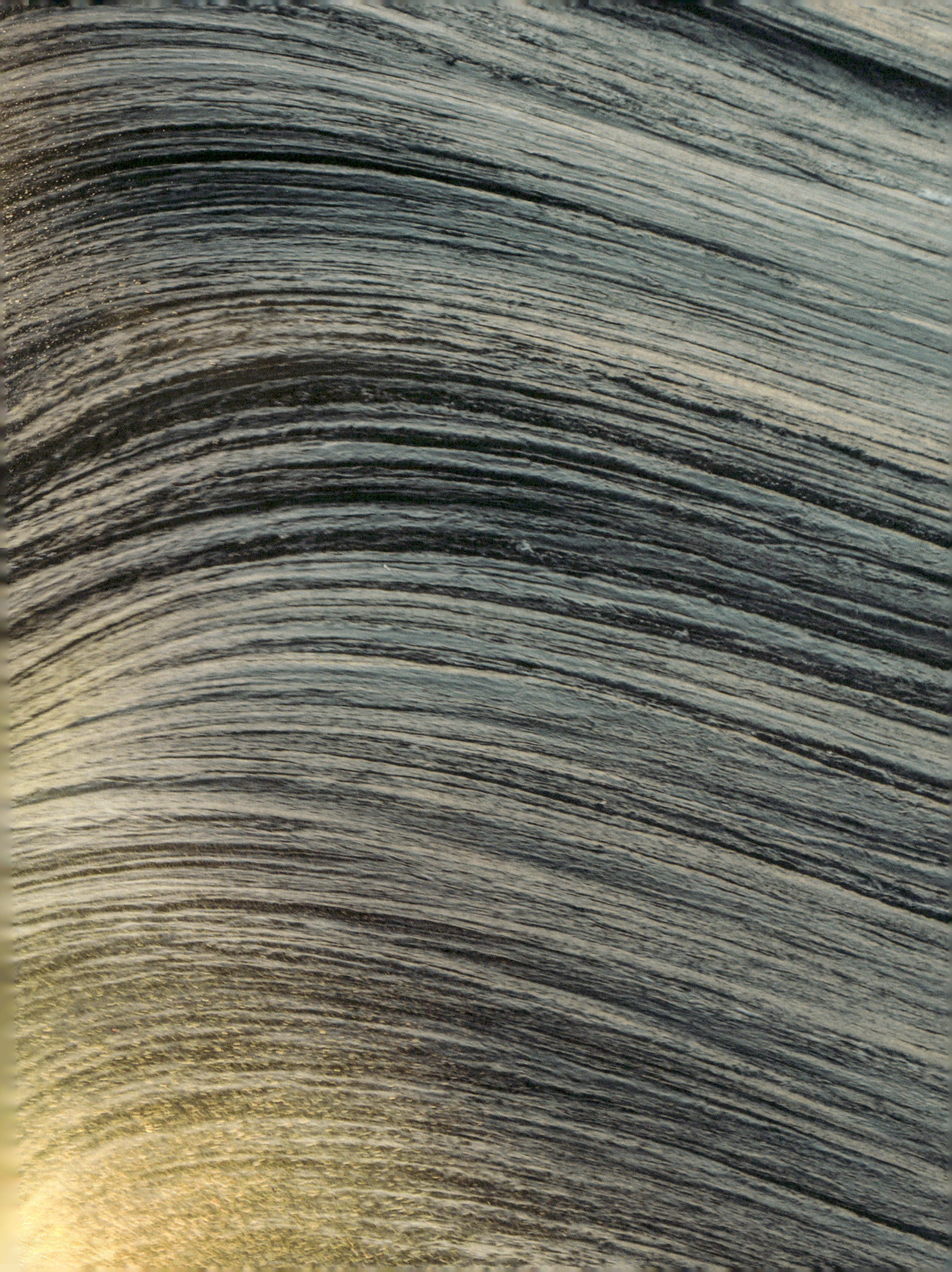

Les moments **hormonaux** et leurs **enjeux**

LA PUBERTÉ

La puberté marque le début de la transition de l'enfance vers l'âge adulte, une période primordiale dans le développement hormonal féminin. C'est un moment de changements physiques et émotionnels profonds, initiés et régulés par un équilibre très complexe des différentes hormones qui interviennent chez la femme.

Le début de la puberté

Chez les filles, elle commence généralement entre 8 et 13 ans. Elle est initiée par une augmentation significative de la production de l'hormone de libération des gonadotrophines (GnRH) par l'hypothalamus, qui à son tour stimule la glande pituitaire pour libérer des hormones folliculo-stimulantes (FSH) et lutéinisantes (LH). Ces hormones signalent aux ovaires de commencer à produire des œstrogènes, les hormones sexuelles féminines primaires.

Les changements physiques

Les changements physiques qui accompagnent la puberté chez une jeune femme comprennent le développement des seins, l'accélération de la croissance, l'apparition de poils pubiens et sous les bras et, bien sûr, le début des menstruations. C'est un événement marquant, signalant que le système reproducteur est devenu fonctionnel.

Les changements émotionnels et psychologiques

En plus des changements physiques, la puberté s'accompagne de changements émotionnels et psychologiques qui peuvent être intenses. L'augmentation des hormones sexuelles peut en effet grandement influencer l'humeur et les émotions, ce qui entraîne souvent une période de turbulence émotionnelle. Cette étape peut aussi être un moment de prise de conscience de soi et de développement de son identité personnelle.

L'impact sur la santé à long terme

La puberté a des implications à long terme pour la santé. Les habitudes de vie et les choix établis pendant cette période peuvent influencer le bien-être futur de chacune. Par exemple, une nutrition adéquate et la pratique d'exercice pendant la puberté peuvent contribuer à une bonne condition osseuse à l'âge adulte.

En résumé

La puberté est une période cruciale de développement hormonal qui pose les fondements de la santé reproductive, mais aussi générale, des femmes. Elle représente un mélange complexe de changements biologiques, émotionnels et sociaux, jouant un rôle déterminant dans la transition vers l'âge adulte.

LA PÉRI-MÉNOPAUSE

La péri-ménopause, seconde étape significative dans la vie hormonale d'une femme, marque la transition vers la fin de la fertilité. Cette période précède la ménopause, qui est le moment où les menstruations cessent définitivement (voir p. 22). La péri-ménopause est caractérisée par des changements hormonaux notables et peut durer plusieurs années. Pour la plupart des femmes, elle commence lors de la décennie de la quarantaine.

Les fluctuations hormonales

Lors la péri-ménopause, les niveaux d'œstrogènes et de progestérone produits par les ovaires deviennent plus irréguliers et plus fluctuants. Cette irrégularité est due à une diminution progressive de la fonction ovarienne et à la réduction du nombre d'ovules. Ces fluctuations hormonales peuvent entraîner des changements dans le cycle menstruel, rendant les périodes plus irrégulières, plus courtes, plus longues, plus lourdes ou plus légères.

Les symptômes

Les symptômes communs de la péri-ménopause incluent les bouffées de chaleur, les sueurs nocturnes, les troubles du sommeil, la sécheresse vaginale, les changements d'humeur, la diminution de la libido et des variations de poids. Ils résultent directement des fluctuations hormonales et, par le fait, peuvent varier considérablement, tant en intensité qu'en durée, d'une femme à une autre.

La gestion des symptômes

Pour atténuer les symptômes de la péri-ménopause, les femmes peuvent explorer diverses stratégies. Le pranayama et le yoga hormonal se distinguent comme des méthodes efficaces qui ont en plus l'avantage d'être complètement naturelles.

- **Le pranayama** est une pratique de contrôle de la respiration issue du yoga qui peut être particulièrement bénéfique. En se concentrant sur des techniques de respiration profonde et rythmée, il aide à réduire le stress et à améliorer le bien-être émotionnel. Ces exercices peuvent également aider à gérer les bouffées de chaleur et à améliorer la qualité du sommeil, deux préoccupations particulièrement courantes pendant la péri-ménopause.

- **Le yoga hormonal**, spécialement conçu pour équilibrer les hormones, est une autre approche thérapeutique naturelle. Cette pratique comprend des postures (asanas), des techniques de méditation et des exercices de relaxation qui ciblent les glandes endocrines. Le but est de réguler la production hormonale, atténuer les symptômes de la péri-ménopause et renforcer le bien-être général. Les séances de yoga hormonal sont adaptées pour répondre aux besoins spécifiques de chaque femme en péri-ménopause, en se concentrant sur la réduction de symptômes tels que les fluctuations d'humeur et les perturbations du sommeil.

En combinant ces méthodes avec d'autres changements de style de vie, les femmes peuvent trouver un soulagement significatif des symptômes de la péri-ménopause et maintenir une qualité de vie élevée pendant cette période de transition.

Santé et bien-être à long terme

La péri-ménopause peut avoir un impact sur la santé à long terme. La diminution des œstrogènes peut par exemple contribuer à une perte de densité osseuse, augmentant alors le risque d'ostéoporose. De plus, les changements hormonaux influencent parfois le risque de maladies cardiovasculaires. Il est donc important pour les femmes en péri-ménopause de surveiller leur santé de manière générale et d'adopter de bonnes habitudes, notamment en matière de nutrition, d'exercice physique et de gestion du stress.

En conclusion, la péri-ménopause est une phase de transition marquée par des changements hormonaux significatifs, affectant à la fois la santé physique et émotionnelle. Une compréhension approfondie de cette période permet aux femmes de mieux naviguer dans ces changements et de maintenir, voire améliorer, leur qualité de vie.

LA MÉNOPAUSE

La suite logique de la péri-ménopause est la ménopause, nouvelle étape naturelle dans la vie d'une femme qui marque la fin de sa période de fertilité. Elle est caractérisée par l'arrêt des menstruations et est confirmée lorsqu'une femme n'a pas eu de période menstruelle pendant 12 mois consécutifs. La ménopause survient généralement entre 45 et 55 ans, mais cet âge peut vraiment varier d'une femme à une autre.

La poursuite des changements hormonaux

La diminution de la fonction ovarienne initiée lors de la péri-ménopause, entraîne la réduction significative de la production d'œstrogènes et de progestérone, phénomène principalement responsable du déclenchement de la ménopause.

Les symptômes

Les effets sur le corps, les symptômes et les implications importantes pour la santé qui résultent de ces changements hormonaux, généralement déjà présents lors de la péri-ménopause (voir p. 20), se poursuivent alors, voire s'accroissent, même s'ils peuvent varier en intensité d'une personne à l'autre. Il est donc primordial pour toute femme en période de ménopause de rester vigilante par rapport à sa santé osseuse, à son régime alimentaire et à sa condition physique, et à son bien-être global.

La gestion des symptômes

Pour cela, et pour contrer les effets indésirables qui surviennent ou s'accentuent lors de la ménopause, l'intégration des pratiques naturelles telles que le yoga, le pranayama et la méditation reste très efficace. Ensemble, elles forment un ensemble de techniques holistiques qui permettent de vivre plus sereinement la période de la ménopause et de mieux vivre les changements qui s'opèrent tant dans le corps que dans la tête.

- **Le yoga** est bénéfique pour améliorer la flexibilité, la force musculaire et l'équilibre, tout en aidant à diminuer le stress souvent lié à la ménopause.
- **La méditation**, qui implique de se concentrer et d'apaiser l'esprit, est utile pour gérer les sautes d'humeur et l'anxiété. Une pratique régulière peut également améliorer la qualité du sommeil.
- **Le pranayama** aide à réguler le système nerveux, à diminuer le stress et à améliorer l'équilibre émotionnel.

Transition et adaptation

La ménopause est plus qu'un événement biologique ; c'est une transition qui peut impliquer une réévaluation de soi et qui nécessite un ajustement à une nouvelle phase de vie. Elle est souvent vécue comme un tournant significatif et peut être l'occasion pour une femme de se concentrer davantage sur son propre bien-être, sa santé et son développement personnel. Une gestion efficace de la ménopause appelle une approche holistique tenant compte des aspects physiques, émotionnels et psychologiques du bien-être.

LA POST-MÉNOPAUSE

La post-ménopause représente la période qui suit la ménopause, marquant une ère de plus grande stabilité hormonale. Après avoir traversé les fluctuations hormonales de la péri-ménopause et de la ménopause, beaucoup de femmes trouvent que la post-ménopause apporte un équilibre plus constant, et qu'avec elle survient une atténuation des symptômes ménopausiques.

La stabilité hormonale et la réduction des symptômes ménopausiques

En post-ménopause, les niveaux d'œstrogènes et de progestérone se stabilisent à un niveau bas. De manière assez logique, suite à cette stabilisation des hormones, beaucoup de femmes constatent une diminution notable des désagréments ménopausiques.
L'équilibre et les taux amoindris des hormones entraînent en effet une réduction des symptômes fluctuants tels que les bouffées de chaleur et les sueurs nocturnes. La sécheresse vaginale, les troubles du sommeil, et les sautes d'humeur tendent à s'atténuer, permettant une meilleure qualité de vie et un confort accru. Bien que certains symptômes puissent persister, ils sont généralement beaucoup moins intenses et moins fréquents.

La santé et le bien-être

La post-ménopause est une période propice pour se concentrer sur la santé et le bien-être à long terme. Il est alors essentiel de maintenir un mode de vie sain, avec une alimentation équilibrée, de l'exercice régulier et des contrôles médicaux périodiques. C'est le moment idéal pour se concentrer sur la prévention des maladies chroniques, comme l'ostéoporose et les maladies cardiovasculaires, qui peuvent être plus prévalentes après la ménopause.

Un nouveau chapitre de vie

La post-ménopause n'est pas seulement une phase de stabilisation hormonale, c'est aussi une opportunité pour les femmes de redéfinir leur vie et de l'enrichir. Cela peut être un moment favorable pour explorer de nouveaux intérêts, renouer avec des passions personnelles et investir dans des relations et des activités enrichissantes. En d'autres termes, la post-ménopause est une phase lors de laquelle on peut se concentrer sur soi-même, sur sa santé, son bien-être global et son épanouissement personnel.

2

LE YOGA HORMONAL

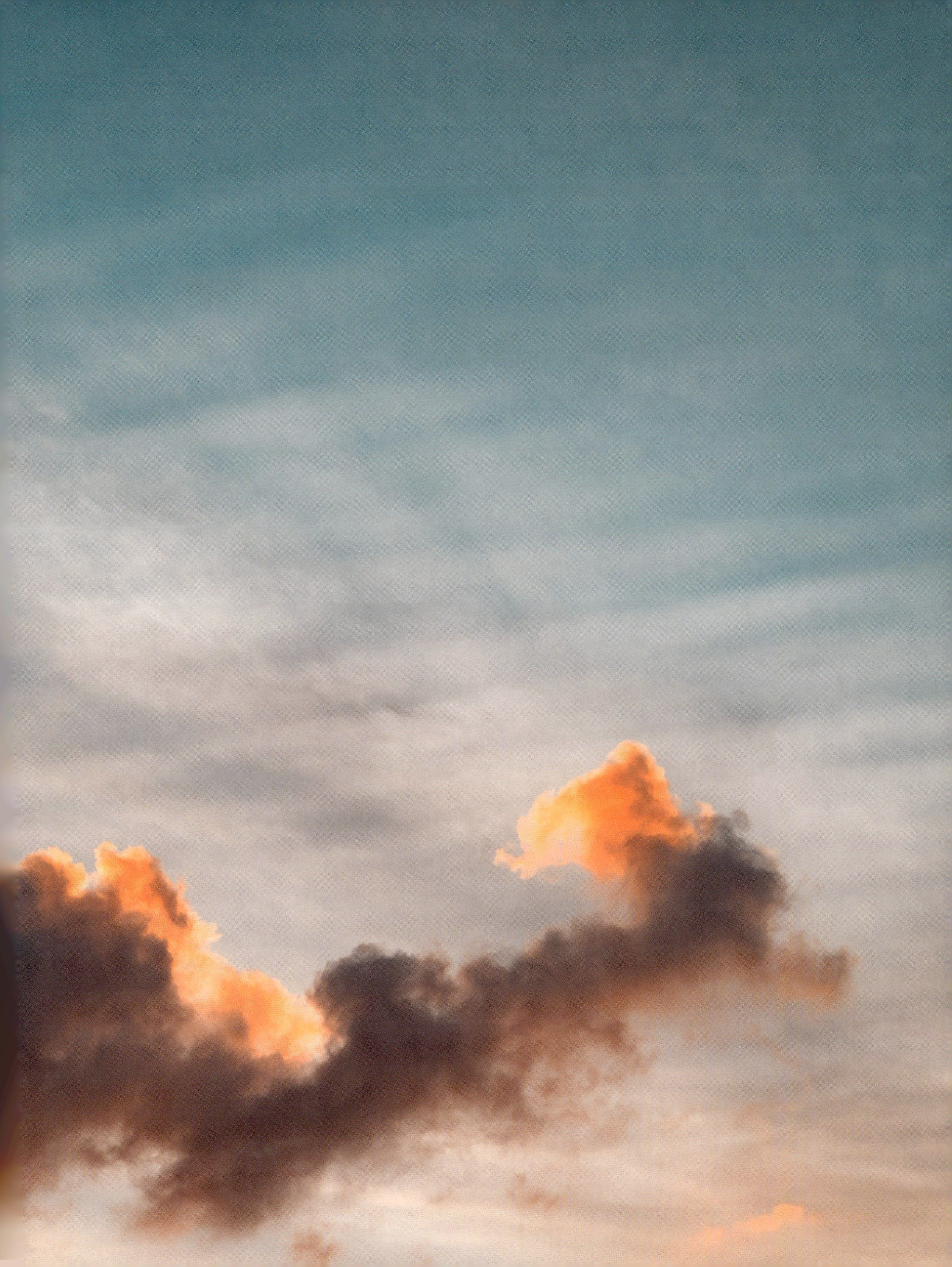

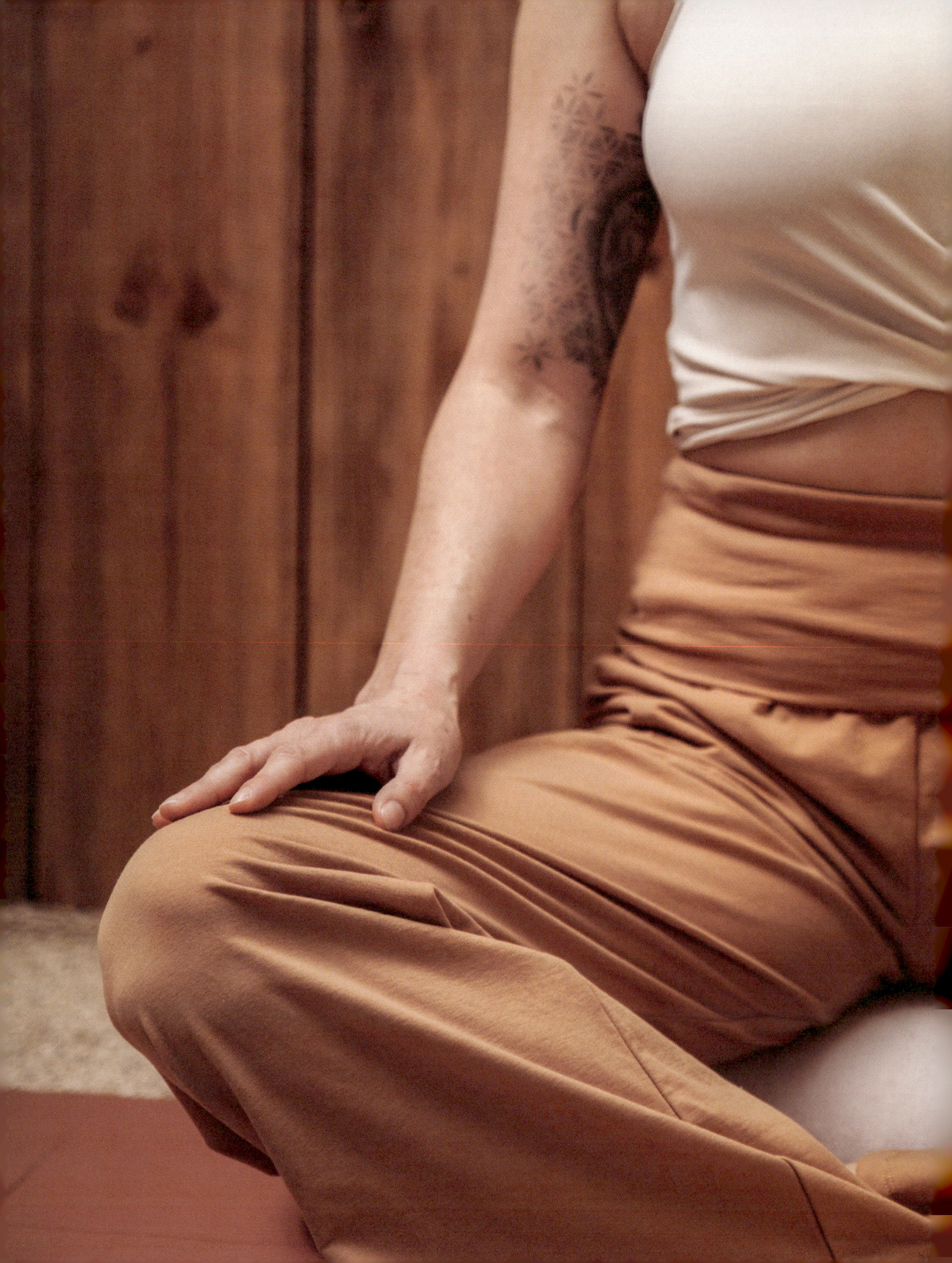

Le yoga hormonal, également appelé « yoga des hormones » ou « yoga thérapeutique pour l'équilibre hormonal », est une pratique de yoga spécialisée, axée sur la régulation et l'équilibrage des hormones dans le corps. Conçu principalement pour les femmes, il vise à atténuer les symptômes associés aux déséquilibres hormonaux tels que ceux rencontrés durant la péri-ménopause, la ménopause et les périodes de cycles menstruels irréguliers. Ses bénéfices peuvent toutefois également s'étendre à d'autres problèmes de santé liés aux hormones.

La pratique combine des postures de yoga, ou asanas, des techniques de respiration, ou pranayamas, ainsi que des méthodes de relaxation et de méditation avec l'intention d'activer et de stimuler les glandes endocrines responsables de la production d'hormones. Cela inclut la thyroïde, les glandes surrénales et les ovaires, dans le but d'améliorer leur fonctionnement pour une meilleure régulation hormonale. Certaines postures visent à accroître les niveaux d'hormones essentielles, améliorant ainsi la santé globale et réduisant par exemple les symptômes de la ménopause comme les bouffées de chaleur, l'insomnie, la fatigue et les fluctuations d'humeur.

Au-delà des bienfaits sur le corps et la condition physique, le yoga hormonal s'attaque également aux aspects émotionnels et psychologiques du bien-être. Il incorpore la méditation et la relaxation pour diminuer le stress et favoriser une meilleure santé émotionnelle ce qui, en retour, peut positivement influencer l'équilibre hormonal. Il est cependant conseillé de pratiquer le yoga hormonal sous la direction d'un instructeur expérimenté, surtout pour les personnes qui débutent ou celles souffrant de conditions médicales spécifiques.

L'approche du yoga hormonal est complète et holistique, c'est-à-dire qu'il s'intéresse à la santé et au bien-être dans leur globalité. Ses enjeux résident dans sa capacité à offrir une alternative naturelle pour gérer les déséquilibres hormonaux, améliorer le bien-être général et enrichir l'état mental et émotionnel. Il convient donc particulièrement aux personnes qui souhaitent gérer les symptômes liés à leurs déséquilibres hormonaux sans avoir à recourir immédiatement à des interventions médicales ou à des traitements médicamenteux. Son approche holistique leur permet par ailleurs d'envisager une amélioration de leur santé dans sa globalité, combinant tout à la fois le bien-être physique et corporel, mental et émotionnel.

Les enjeux du yoga hormonal

QUAND FAIRE APPEL AU YOGA HORMONAL ?

L'application du yoga hormonal chez des personnes de diverses conditions de santé reflète sa polyvalence et son potentiel thérapeutique. En se concentrant sur la régulation hormonale, cette pratique offre une approche complémentaire pour gérer et améliorer tout une gamme de conditions liées aux déséquilibres hormonaux.

Lors de la péri-ménopause et de la ménopause

Durant la ménopause et la péri-ménopause, les femmes peuvent expérimenter des fluctuations hormonales significatives qui entraînent des symptômes comme les bouffées de chaleur, l'insomnie et les sautes d'humeur (voir p. 20 à 22). Le yoga hormonal cible ces symptômes particuliers en stimulant l'activité des glandes endocrines, contribuant ainsi à un meilleur équilibre hormonal. Les techniques de relaxation et de respiration peuvent également aider à gérer le stress, qui se trouve être un facteur souvent aggravant durant cette période.

Lors du syndrome prémenstruel et en cas d'irrégularités menstruelles

Le syndrôme prémenstruel (SPM) et les irrégularités menstruelles sont souvent le résultat de déséquilibres hormonaux. Le yoga hormonal, avec ses postures spécifiques, peut contribuer à soulager les douleurs et l'inconfort qui leur sont associés en favorisant la circulation sanguine et en réduisant la tension. De plus, une pratique fréquente peut aider à réguler les cycles menstruels en soutenant une production hormonale plus équilibrée.

Pour un soutien de la fertilité

La fertilité peut être affectée par divers facteurs, y compris les déséquilibres hormonaux. Le yoga hormonal peut alors jouer un rôle important en équilibrant les hormones nécessaires à la reproduction, améliorant ainsi les conditions favorables à la conception. Cette pratique peut également réduire le stress, connu pour affecter négativement la fertilité.

Quand il s'agit de traiter l'infertilité, il existe plusieurs méthodes, allant des traitements médicaux aux interventions chirurgicales. Cependant, même avec les avancées de la médecine, la procréation médicalement assistée (PMA) ne garantit pas un succès pour tous les couples. Leur chance de réussite peut être influencée par de nombreux facteurs, y compris leur état de santé physique et psychologique, ainsi que leur environnement social. Une étude, menée en 2018, s'est intéressée à l'impact du yoga - incluant les postures, les techniques de respiration, la relaxation profonde et la méditation - sur plusieurs aspects de la fertilité des hommes et des femmes, ainsi que sur les taux de réussite des traitements de PMA. Les analyses ont révélé qu'il peut être un outil efficace pour gérer le stress, ce qui a un impact positif sur la fertilité et aide les couples à concevoir. Le yoga a également montré des effets bénéfiques tels que la réduction de la douleur, de la dépression, de l'anxiété, ainsi qu'une amélioration des conditions d'accouchement et de la santé fœtale.

Le rapport de l'étude[1] conclut que le yoga s'avère être d'une aide précieuse pour les couples désirant un enfant, améliorant les états physiologiques et psychologiques tant des hommes que des femmes, ce qui peut à son tour augmenter le taux de succès des traitements de PMA.

Pour une amélioration du bien-être post-partum

Après l'accouchement, de nombreuses femmes font face à des déséquilibres hormonaux pouvant affecter leur bien-être physique et émotionnel. Le yoga hormonal aide à rééquilibrer les hormones, facilitant ainsi la récupération post-partum et contribuant à une meilleure gestion de l'humeur et du stress lors de ce moment délicat.

Lors de problèmes de thyroïde

Les désordres de la thyroïde, tels que l'hypothyroïdie ou l'hyperthyroïdie, sont influencés par les niveaux hormonaux. Bien que le yoga hormonal ne remplace pas le traitement médical, il peut toutefois compléter les soins existants en soutenant la fonction thyroïdienne et en améliorant le bien-être général.

Contre le stress et la fatigue surrénale

Le stress chronique peut mener à la fatigue surrénale, un état caractérisé par une production déséquilibrée des hormones par les glandes surrénales. Le yoga hormonal, via ses pratiques de respiration profonde et de méditation notamment, aide à canaliser le stress et soutient la fonction surrénale, contribuant à un meilleur équilibre hormonal.

Ces applications du yoga hormonal illustrent son potentiel à offrir un soutien dans le cadre de la gestion des déséquilibres hormonaux et des conditions qui en découlent. En intégrant sa pratique dans une routine de soin globale, on peut non seulement viser une amélioration des symptômes spécifiques, mais également promouvoir un bien-être général amélioré.

1 « Yoga Can Improve Assisted Reproduction Technology Outcomes in Couples With Infertility », Darbandi S, Darbandi M, Khorram Khorshid HR, Sadeghi MR.

LES BIENFAITS DU YOGA HORMONAL

Grâce à ses pratiques dédiées, le yoga hormonal offre plusieurs avantages significatifs dont la régulation hormonale, la réduction du stress, l'amélioration de la santé physique et le soutien émotionnel et mental. Plusieurs études scientifiques appuient ces bienfaits, mettant en lumière les mécanismes sous-jacents et les effets observables sur le bien-être général des pratiquantes. Elles tendent à souligner le potentiel du yoga comme intervention non pharmacologique pour soutenir l'équilibre hormonal, en particulier chez les femmes ménopausées ou en péri-ménopause.

L'augmentation des œstrogènes et l'amélioration de la qualité de vie

Les pratiques de yoga peuvent avoir un impact significatif sur les niveaux d'hormones chez les femmes, en particulier les œstrogènes. Une étude scientifique menée en 2016 au sein du département de psychobiologie de l'Université fédérale de São Paulo a en effet montré les bénéfices de la pratique du yoga hormonal sur la production d'œstrogènes chez les femmes ménopausées. Les participantes, des femmes en post-ménopause cliniquement saines, ont pratiqué le yoga pendant quatre mois, à raison de deux séances d'une heure par semaine. À l'issue de l'expérience, les analyses ont montré une augmentation anormale de leurs niveaux d'œstrogènes. D'après la conclusion livrée dans le rapport[2] de cette étude, il semblerait donc que la pratique du yoga puisse affecter le système neuroendocrinien féminin, augmentant la quantité d'œstrogènes et améliorant la qualité de vie.

Une protection cardiovasculaire

Une seconde étude, menée par le B.P. Koirala Institute of Health Sciences en 2013, s'est elle intéressée à la pratique du yoga en lien avec la santé cardiaque. Partant du constat que le taux de mortalité chez les femmes en péri-ménopause ou en post-ménopause était plus important que chez les hommes d'un âge équivalent, et considérant que le niveau bas d'œstrogènes en était l'un des facteurs principaux, les chercheurs ont tenté de montrer que la pratique du yoga pouvait avoir un effet bénéfique sur le cœur. Plusieurs participantes en péri-ménopause, saines et non médicamentées, ont alors été divisées en deux groupes. L'un des groupes a pratiqué le yoga pendant trente jours à raison d'une demi-heure par jour, tandis que l'autre groupe n'a rien pratiqué. Les résultats[3] font état d'une augmentation des niveaux d'œstrogènes et de progestérone dans le premier groupe, ainsi que d'une augmentation des marqueurs du système parasympathique cardiaque. Cela indique que le yoga pourrait offrir des avantages cardio-protecteurs et réguler les hormones féminines, fournissant une alternative naturelle ou un complément aux thérapies hormonales classiques, particulièrement utile pour les femmes traversant la transition ménopausique.

2 « Yoga increased serum estrogen levels in postmenopausal women-a case report », Rui Ferreira Afonso, Elisa Harumi Kozasa, Dinah Rodrigues, José Roberto Leite, Sérgio Tufik, Helena Hachul.

3 « Yogic practices can increase estrogen and progesterone levels and heart rate variability in peri-menopausal women », R. Khadka, B. H. Paudel, S. Majhi, N. Shrestha, M. C. Regmi, S. Chhetri, A. Das1, D. Sharma, V. Gautam, P. Karki.

La réduction du stress

Le stress étant un facteur contribuant de manière certaine aux déséquilibres hormonaux, il peut être significativement réduit par la pratique régulière du yoga. Une revue systématique a examiné l'effet du yoga sur la régulation du système nerveux sympathique et de l'axe hypothalamo-pituitaire-adrénal, concluant que le yoga favorise une meilleure régulation de ces systèmes. Ceci est associé à une diminution des symptômes dépressifs et anxieux dans diverses populations, soulignant le potentiel du yoga à améliorer l'humeur et à réduire le stress physiologique.

La réduction de l'anxiété

Une étude menée par la NYU School of Medicine révèle que le yoga peut également significativement réduire les symptômes du trouble d'anxiété généralisée, offrant une nouvelle perspective sur les avantages de cette pratique millénaire. Publiée en 2020, cette recherche[4] souligne en effet l'efficacité du yoga comme option de traitement potentiel pour soigner les symptômes de l'anxiété, tels que la nervosité ou l'inquiétude chronique, mettant en évidence son rôle bénéfique dans l'amélioration du bien-être mental.

Un soutien émotionnel et mental

Le yoga offre un espace pour travailler sur la clarté mentale et mieux gérer les émotions. La méditation et les techniques de respiration intégrées dans la pratique du yoga hormonal aident à atteindre un état de bien-être mental, essentiel pour l'équilibre hormonal.

Par conséquent, le yoga hormonal se présente comme une méthode complémentaire efficace pour la régulation des hormones, offrant des bénéfices substantiels sur le plan physique, mental, et émotionnel. Les études citées renforcent la base scientifique soutenant l'utilisation du yoga comme outil thérapeutique dans la gestion des déséquilibres hormonaux et des troubles associés.

L'amélioration de la santé physique

En renforçant la flexibilité, la force musculaire et l'endurance, le yoga soutient directement les systèmes endocrinien et reproducteur. Bien que les études spécifiques sur ces aspects soient moins directement liées à la régulation hormonale, l'amélioration de la santé physique générale à travers la pratique du yoga contribue indéniablement à un meilleur équilibre hormonal.

L'atténuation des symptômes prémenstruels

Avant et pendant les menstruations, divers symptômes peuvent se manifester, sur le plan émotionnel autant que physique. Parmi eux, les sautes d'humeur, les ballonnements, les maux de ventre et de tête, ou encore une sensibilité mammaire accrue. Le yoga hormonal se présente comme une méthode naturelle permettant d'atténuer tous ces désagréments, offrant aux femmes une alternative non médicamenteuse pour les gérer.

4 « Yoga shown to improve anxiety, study shows », NYU Langone Health / NYU School of Medicine

Une étude[5] menée par le département de Gestion de la santé de l'Université I-Shou de Taiwan a en effet révélé que la pratique régulière du yoga avait permis une amélioration significative de la qualité de vie des participantes, conduit à une diminution de l'utilisation d'antalgiques et réduits les symptômes prémenstruels tels que les ballonnements et les crampes abdominale, la sensibilité mammaire, les sueurs froides, etc.

L'amélioration de la qualité du sommeil

La qualité du sommeil a des répercussions très importantes sur la santé et le bien-être. Ainsi, un individu qui ne dort pas bien peut avoir affaire à des complications telles qu'une défaillance de sa concentration, du stress et une altération globale de sa qualité de vie. Plusieurs études ont montré que la pratique du yoga tend à améliorer la qualité du sommeil et qu'elle est donc particulièrement bénéfique pour les personnes souffrant d'insomnie ou de troubles du sommeil. Une étude[6] en particulier, menée par l'Ayurved University de Uttarakhand sur des patients souffrant d'insomnie aiguë, a montré qu'une pratique quotidienne du yoga avait permis une réduction du stress et une amélioration significative de leur sommeil, ainsi que de trois aspects de la qualité de vie : physique, psychologique, et sociale.

Le renforcement du système immunitaire

Une pratique régulière du yoga peut contribuer à se forger un système immunitaire plus robuste. Une revue systématique publiée en 2021 par le Collège des sciences de la santé de l'Université nationale de Kangwon[7] a mis en lumière les effets positifs du yoga sur la fonction immunitaire, en révélant une réduction significative des marqueurs anti-inflammatoires chez les participants. Ces résultats suggèrent que le yoga peut être une méthode complémentaire efficace pour soutenir la fonction immunitaire, offrant une avenue prometteuse pour améliorer la santé globale et le bien-être, tant pour les individus en bonne santé que pour ceux ayant des conditions cliniques.

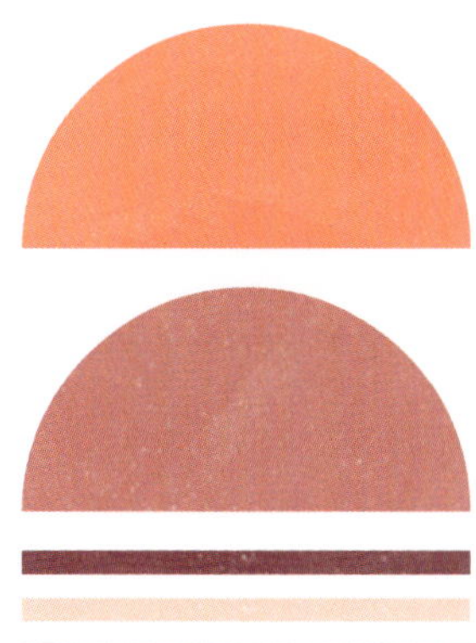

5 « Effect of Yoga Exercise on Premenstrual Symptoms among Female Employees in Taiwan », Su-Ying Tsai

6 « Effects of Yoga on Psychological Health and Sleep Quality of Patients With Acute Insomnia : A Preliminary Study », Kanika Verma, Alok Srivastava, Deepeshwar Singh

7 « Effects of yoga on immune function : A systematic review of randomized controlled trials », Young-Ran Yeun, Sang-Dol Kim

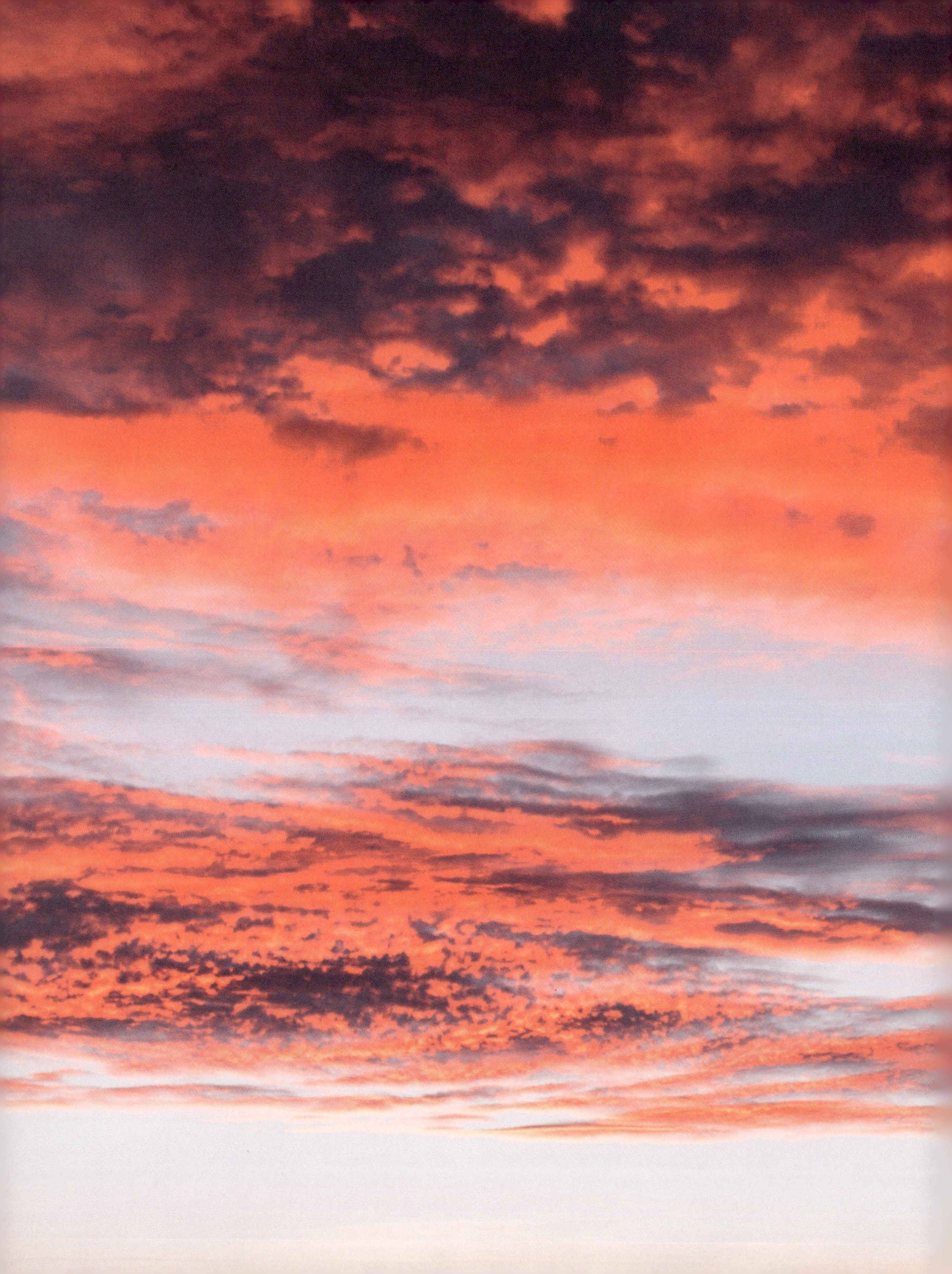

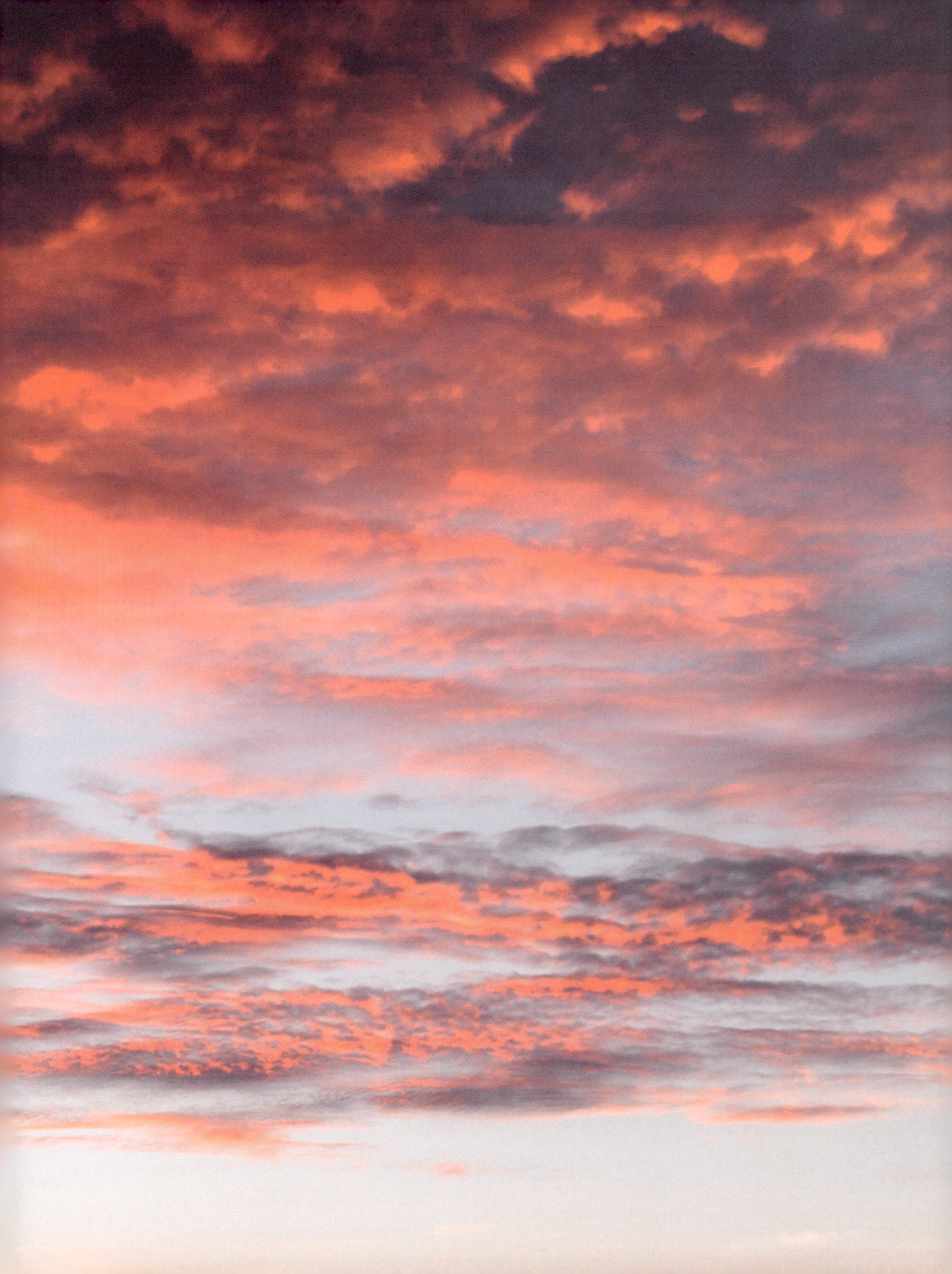

Les outils
du yoga hormonal

LES DIFFÉRENTES PRATIQUES DU YOGA HORMONAL

La pratique du yoga hormonal comprend divers types d'exercices et de méthodes, tels que :

- les asanas, c'est-à-dire les postures ;
- pranayama, soit les techniques de respiration ;
- la méditation.

Ces outils peuvent être utilisés de manière complémentaire, mais il convient de les choisir en fonction de vos besoins et des bénéfices recherchés. Pour ce faire, consultez l'index des bienfaits p. 202.

Les postures

Les asanas jouent un rôle central car ils sont conçus pour stimuler spécifiquement les glandes endocrines, favorisant ainsi l'équilibre hormonal. Ces postures physiques peuvent être variées et adaptées en fonction des symptômes à traiter. Par exemple, pour atténuer les symptômes de la ménopause et de la péri-ménopause tels que les bouffées de chaleur, les sueurs nocturnes ou l'irritabilité, il est recommandé d'éviter les postures de yoga intenses qui élèvent la température corporelle et entraînent la transpiration ou le surmenage. Pour réharmoniser le corps, il est au contraire nécessaire de résister à la tentation de pousser trop fort pour atteindre ses objectifs. Il vaut mieux avancer dans une posture à un rythme régulier et maintenir une respiration équilibrée.
La pratique du yoga hormonal inclut également des postures ouvrant les hanches pour libérer l'excès de chaleur corporelle, des flexions avant assises qui apaisent, ainsi qu'une simple torsion assise ou allongée. Il est par ailleurs essentiel de se rafraîchir à la fin de sa pratique de yoga.
Pour soulager le stress et l'anxiété, des postures d'étirement doux comme celle de l'enfant, ou Balasana, ou bien Viparita Karani, une posture jambes contre le mur, peuvent être pratiquées.

La respiration

En ce qui concerne le pranayama, différentes techniques peuvent être utilisées pour influencer le système endocrinien. Par exemple, le Nadi Shodhana, une technique de respiration alternée, est souvent pratiqué pour équilibrer les canaux énergétiques du corps, tandis que le Bhramari Pranayama, dite « respiration de l'abeille bourdonnante » peut aider à calmer le système nerveux et à soulager l'irritabilité.

La méditation

La méditation, quant à elle, favorise la relaxation profonde et la réduction du stress. Les techniques peuvent varier, mais les pratiques de pleine conscience, de visualisation ou de concentration sur la respiration sont souvent utilisées dans le cadre du yoga hormonal.

En combinant ces trois différentes pratiques de manière adaptée aux besoins individuels, le yoga hormonal offre une approche holistique pour gérer les déséquilibres hormonaux. Cela permet de cibler efficacement les symptômes spécifiques rencontrés pendant les phases de transition hormonale, en aidant à restaurer l'harmonie entre le corps et l'esprit.

3

L'AYURVEDA

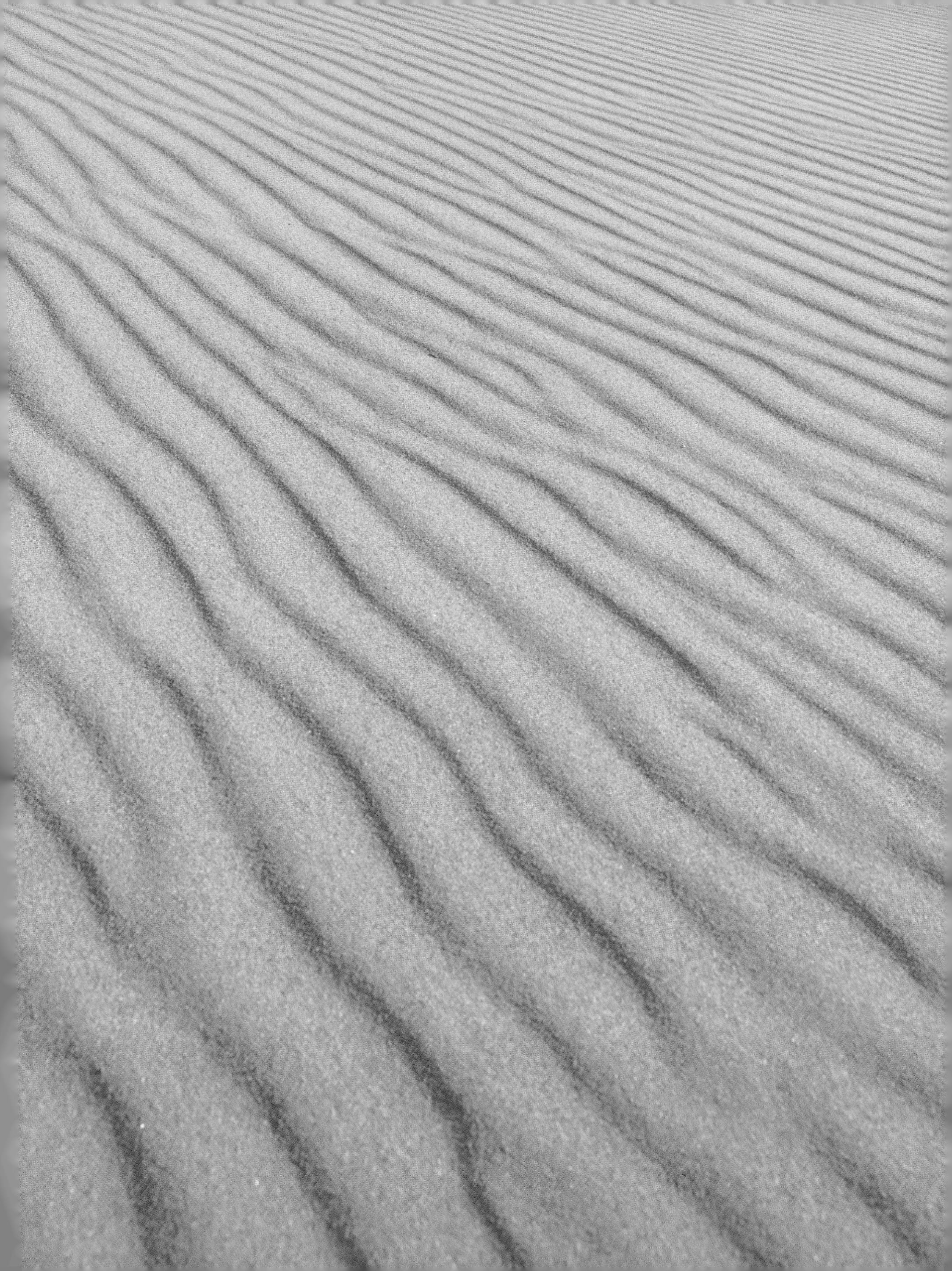

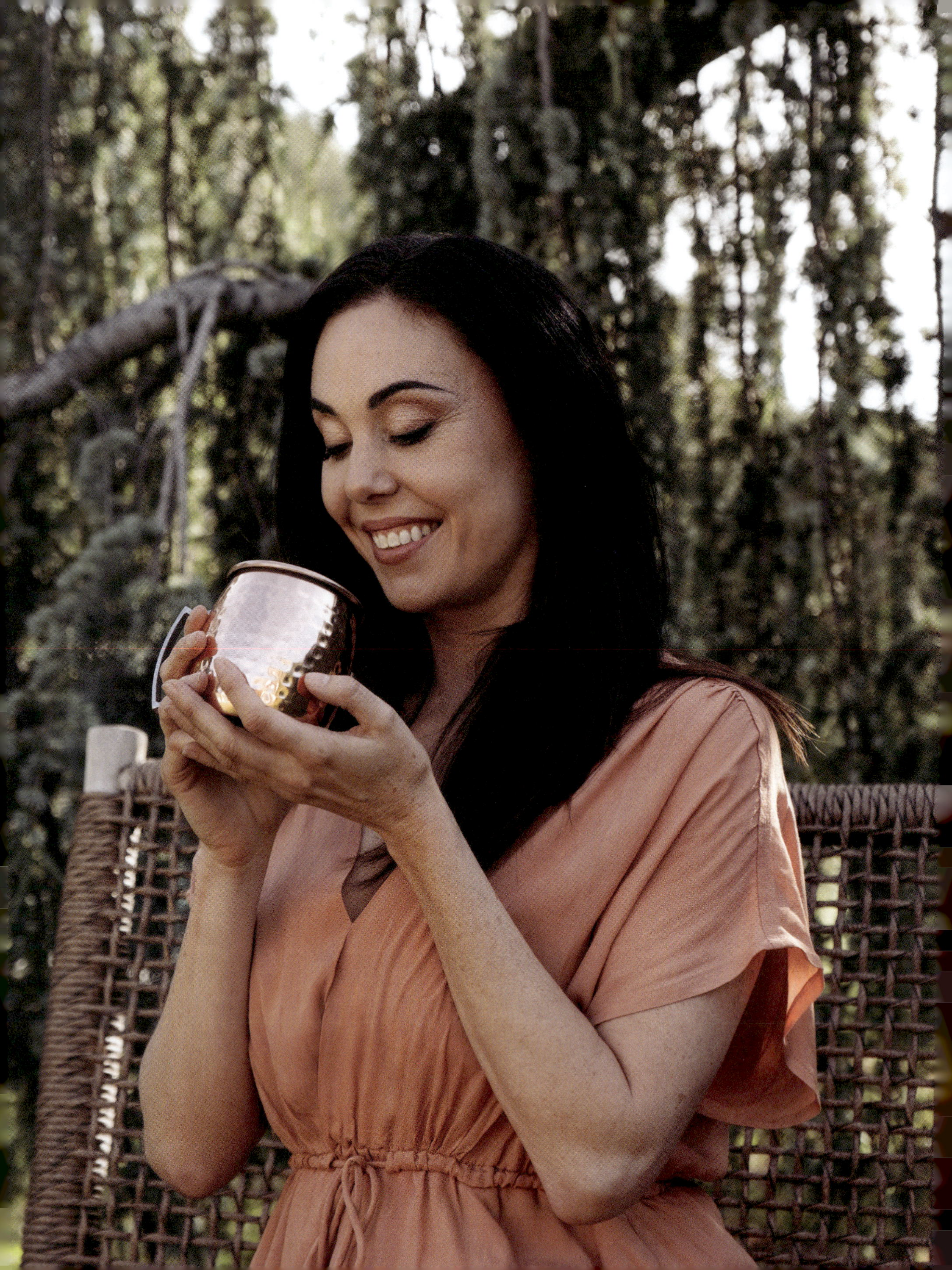

L'Ayurveda, système médical venu d'Inde, prend ses racines dans la profondeur des temps anciens, il y a plus de 5000 ans. Ce joyau de la sagesse traditionnelle est considéré comme la plus ancienne forme de médecine holistique encore en pratique de nos jours. Au cœur de son essence, on retrouve la philosophie selon laquelle la santé et le bien-être sont intrinsèquement liés à une compréhension profonde de la vie et de ses multiples dimensions.

Historiquement, l'Ayurveda puise ses enseignements dans les Védas, des textes sacrés de l'Inde antique qui renferment une véritable mine d'or de connaissances sur la nature, la vie et l'être humain. Au fil du temps, ces enseignements ont été préservés, étudiés, développés et adaptés pour répondre aux besoins évolutifs de la société. Sa philosophie, bien que profondément enracinée dans la tradition, est étonnamment pertinente dans le monde moderne. Elle se fonde sur le concept que l'univers tout entier, y compris l'humain, est constitué de cinq éléments fondamentaux : l'éther, l'air, le feu, l'eau et la terre. Ces éléments se combinent pour former trois doshas, ou « forces biologiques », nommés Vata, Pitta et Kapha. Chaque individu porte en lui une composition unique de ces doshas qui détermine sa constitution physique, mentale et émotionnelle, ainsi que sa propension à certaines maladies.

Les objectifs de l'Ayurveda sont aussi vastes que profonds. Tout d'abord, il aspire à prévenir les maladies en maintenant l'équilibre des doshas par le biais d'un mode de vie harmonieux et adapté à chaque individu. Ensuite, il s'attache à guérir les maladies en rétablissant cet équilibre, souvent par le biais de traitements naturels tels que des herbes médicinales, des régimes alimentaires spécifiques, des techniques de purification et des pratiques de yoga. Parallèlement, l'Ayurveda cherche à promouvoir la santé et le bien-être de manière holistique, en tenant compte de l'individu dans sa totalité : son corps, son esprit et son âme. Ainsi, il encourage l'adoption de modes de vie sains, incluant une alimentation équilibrée, des exercices physiques adaptés, la méditation et la gestion du stress.

En somme, l'Ayurveda transcende le simple domaine médical pour devenir un mode de vie complet et équilibré. C'est une invitation à explorer et à comprendre notre propre nature profonde, à harmoniser notre être avec le monde qui nous entoure, et à cultiver une vie de santé, de joie et de plénitude.

Les notions fondamentales de l'Ayurveda

LES CINQ ÉLÉMENTS

Toute la philosophie de l'Ayurveda est fondée sur les cinq éléments de base, appelés « Pancha Mahabhutas », constitutifs de toute création. Voici une présentation de chacun d'eux :

- **Éther, ou Akash :** il s'agit de l'élément le plus subtil et le plus expansif. Il représente l'espace infini et la potentialité illimitée. Dans le corps humain, l'éther est associé aux espaces vides tels que les cavités, les canaux et les pores.

- **Air, ou Vayu :** l'air est l'élément de mouvement et de dynamisme. Il est léger, mobile et volatile. Dans le corps, l'air est associé aux mouvements tels que la respiration, la circulation sanguine et le mouvement des muscles.

- **Feu, ou Tejas :** le feu est l'élément de transformation et de chaleur. Il représente la capacité de transformation et de digestion. Dans le corps, le feu est associé aux processus métaboliques, à la digestion et à la régulation de la température corporelle.

- **Eau, ou Jala :** il s'agit de l'élément de cohésion et de fluidité. L'eau est fluide, froide et humide. Dans le corps, elle est associée aux fluides corporels tels que le sang, la lymphe et les sécrétions.

- **Terre, ou Prithvi :** la terre est l'élément de solidité et de stabilité. Elle représente la substance matérielle et la structure. Dans le corps, la terre est associée aux tissus corporels solides tels que les os, les muscles et la peau.

Selon l'Ayurveda, chaque individu est une combinaison unique de ces cinq éléments, ce qui détermine sa constitution physique, mentale et émotionnelle. L'équilibre harmonieux de ces éléments est considéré comme essentiel pour maintenir la santé et le bien-être, tandis que tout déséquilibre peut conduire à des maladies et à des troubles. Ainsi, l'Ayurveda vise à restaurer et à maintenir l'équilibre des éléments par le biais de régimes alimentaires, de styles de vie, de remèdes à base de plantes et de pratiques de yoga spécifiques à chaque individu.

LES TROIS DOSHAS

Les doshas, Vata, Pitta et Kapha, sont les piliers fondamentaux de cette ancienne science de la vie et de la santé qu'est l'Ayurveda. Chaque individu porte en lui une combinaison unique de ces doshas, qui sont intrinsèquement liés aux éléments naturels de l'univers. Comprendre les doshas revient à comprendre les forces qui gouvernent notre être, tant sur le plan physique que mental.

- **Vata :** représentant les éléments de l'air et de l'éther, Vata est la force de mouvement. Léger, mobile et subtil, il anime les processus de respiration, de circulation sanguine, de digestion et de mouvement musculaire. Il incarne la créativité, l'enthousiasme et l'adaptabilité lorsqu'il est équilibré, mais peut entraîner de l'anxiété, de l'instabilité et des troubles tels que l'insomnie et la constipation lorsqu'il est perturbé.

- **Pitta :** influencé par les éléments du feu et de l'eau, Pitta est la force de transformation. Chaud, intense et liquide, il régule la digestion, le métabolisme, la température corporelle et la perception sensorielle. Il favorise la clarté mentale, la concentration et la détermination lorsqu'il est équilibré, mais peut conduire à de l'irritabilité, de l'agitation et des problèmes digestifs, comme des inflammations et des brûlures d'estomac, lorsqu'il est en excès.

- **Kapha :** dominé par les éléments de l'eau et de la terre, Kapha est la force de cohésion. Froid, stable et terre-à-terre, il assure la structure et la lubrification dans le corps. Il est associé à la formation des tissus, à la protection des organes et à la cicatrisation des blessures. Lorsqu'il est équilibré, Kapha apporte la stabilité émotionnelle, la compassion et la force physique, mais peut causer de la lourdeur, de la léthargie et des problèmes de santé tels que la prise de poids et la dépression en cas d'excès.

L'équilibre des trois doshas est crucial pour maintenir la santé et le bien-être. En comprenant notre propre constitution doshique, nous pouvons adapter nos habitudes de vie, notre alimentation et nos pratiques de santé pour favoriser l'harmonie et la vitalité. Ainsi, l'Ayurveda nous offre un guide précieux pour comprendre et honorer notre nature unique, afin de vivre en accord avec les forces subtiles de l'univers qui résident en nous.

Comment déterminer son dosha ?

Il est essentiel de consulter un ou une thérapeute en Ayurveda pour déterminer précisément votre dosha, car les tests disponibles en ligne ou même dans les livres ne sont souvent qu'approximatifs. En consultant un ou une professionnel(le), vous recevrez une analyse personnalisée et plus précise, adaptée à vos besoins spécifiques.

PRAKRITI & VIKRITI

La notion de prakriti

En Ayurveda, la notion de « prakriti » renvoie à la constitution innée ou naturelle d'un individu, déterminée par la combinaison unique des doshas présents à sa naissance. La prakriti est considérée comme la base de la santé et du bien-être d'une personne, car elle influence ses prédispositions physiques, mentales et émotionnelles, ainsi que ses réactions aux influences externes et internes.

La prakriti est déterminée par la proportion relative des trois doshas, Vata, Pitta et Kapha, dans le corps d'un individu. Selon l'Ayurveda, chaque personne naît avec une prakriti spécifique qui reste plutôt stable tout au long de sa vie, bien que certains déséquilibres temporaires puissent se produire en réponse à des facteurs extérieurs tels que le régime alimentaire, le mode de vie, l'environnement et les émotions.

Dans la philosophie ayurvédique, comprendre sa prakriti personnelle est donc essentiel pour maintenir sa santé, se prémunir de maladies et entretenir son bien-être tout au long de la vie. En connaissant sa constitution dominante, une personne peut adapter son régime alimentaire, son mode de vie, ses pratiques de santé et son environnement pour favoriser l'équilibre et l'harmonie. Par exemple, une personne ayant une prakriti avec Vata en dominante peut faire appel à des repas chauds et nourrissants, des routines régulières et des pratiques de relaxation pour calmer son esprit et son corps.

La prise en compte de la prakriti dans le traitement des maladies est également importante, car les thérapies ayurvédiques sont personnalisées en fonction de la constitution de chaque individu, avec pour objectif de rétablir sa santé en restaurant l'équilibre de ses doshas.

Dans ce livre, vous découvrirez une sélection de recettes ayurvédiques soigneusement conçues pour harmoniser les trois doshas : Vata, Pitta et Kapha. Ces recettes vous permettront de profiter pleinement des bienfaits de l'Ayurveda en équilibrant votre prakriti de manière holistique. Que vous cherchiez à apaiser des déséquilibres spécifiques ou simplement à maintenir une santé optimale, ce livre vous offrira des solutions culinaires savoureuses et bienfaisantes, adaptées à votre constitution unique.

La notion de vikriti

En Ayurveda, la notion de « vikriti » fait référence à un état de déséquilibre ou de perturbation des doshas dans le corps d'une personne à un moment donné. Contrairement à la prakriti, qui représente la constitution innée ou naturelle d'un individu, la vikriti reflète les changements temporaires ou pathologiques qui se produisent en réponse à divers facteurs internes et externes. Parmi eux, un régime alimentaire inadéquat, un mode de vie trop stressant, des changements saisonniers, des traumatismes émotionnels, des infections ou des déséquilibres hormonaux. Ces facteurs peuvent perturber l'équilibre naturel des doshas dans le corps, entraînant différents symptômes et, parfois, des maladies.

Lorsqu'une personne consulte un ou une praticien(ne) ayurvédique pour des problèmes de santé, l'évaluation de la vikriti est aussi importante que celle de la prakriti. En comprenant les déséquilibres actuels des doshas dans le corps, le praticien peut prescrire des traitements personnalisés et adaptés, visant à restaurer l'harmonie et à rétablir l'équilibre des doshas.

Les méthodes de traitement de la vikriti peuvent inclure des changements alimentaires, des pratiques de style de vie spécifiques, des herbes médicinales, des massages thérapeutiques, des techniques de respiration et de méditation, ainsi que des recommandations pour éviter les facteurs de déséquilibre à l'avenir.

Comprendre et traiter la vikriti est essentiel en Ayurveda pour promouvoir la santé et le bien-être à long terme.

LES TROIS GUNAS

Les trois gunas sont des concepts clés de la philosophie indienne, en particulier dans le système de pensée de l'Ayurveda et de la philosophie du yoga. Les gunas sont des qualités, ou des attributs, qui existent dans toute la création et qui sont considérés comme les éléments constitutifs fondamentaux de l'univers. Voici une présentation de chacun des trois gunas :

- **Sattva :** il s'agit de la qualité de pureté, de clarté et d'harmonie. Elle est associée à la lumière, à la connaissance, à la paix et à la vertu. Lorsque Sattva est prédominant, l'esprit est calme, équilibré et en paix. Les actions effectuées sous son influence sont altruistes, bienveillantes et empreintes de sagesse. Les aliments frais, légers et nutritifs, ainsi que les pratiques méditatives et contemplatives, favorisent sa prédominance.

- **Rajas :** il s'agit de la qualité de l'activité, de la passion et de l'agitation. Elle est associée au mouvement, au désir et à l'ambition. Lorsque Rajas est prédominant, l'esprit est agité, désireux et parfois perturbé. Les actions effectuées sous son influence sont impulsives, orientées vers la réussite et souvent égoïstes. Les aliments épicés, stimulants et lourds, ainsi que les comportements compétitifs et agressifs, favorisent sa prédominance.

- **Tamas :** il s'agit de la qualité de l'inertie, de l'obscurité et de l'ignorance. Elle est associée au manque de mouvement, à la lourdeur et à l'indolence. Lorsque Tamas est prédominant, l'esprit est confus, paresseux et parfois dépressif. Les actions effectuées sous son influence sont inactives, destructrices et souvent nuisibles. Les aliments transformés, lourds et stagnants, ainsi que les comportements addictifs et destructeurs, favorisent sa prédominance.

L'équilibre des trois gunas est considéré comme essentiel pour une santé physique, mentale et spirituelle optimale. Lorsque Sattva prédomine, l'individu éprouve la paix intérieure, la clarté mentale et la vitalité. Rajas et Tamas, lorsqu'ils sont en excès, peuvent conduire à des déséquilibres mentaux et physiques. Lorsque chacun des gunas est présent dans le bon dosage, l'harmonie qui se crée favorise le bien-être holistique.

Les principes du mode de vie ayurvédique

UNE ALIMENTATION SAINE

Afin de conserver, ou de retrouver, un équilibre et un mode de vie harmonieux nécessaire au bien-être holistique, suivre le régime alimentaire ayurvédique est essentiel. Il se compose de plusieurs grands principes qu'il convient d'appliquer au quotidien.

• **Mangez les fruits en dehors des repas ou 30 minutes avant.** Cela aide à améliorer la digestion et à maximiser l'absorption des nutriments. Les fruits sont rapidement digérés et lorsqu'ils sont consommés après un repas, ils peuvent fermenter dans l'estomac, causant des ballonnements et entraînant une digestion lente.
Astuce : essayez donc de consommer vos fruits comme des collations entre les repas pour profiter de leurs bienfaits sans perturber la digestion.

• **Ne buvez pas d'eau (ou tout autre boisson) froide ou glacée.** Les boissons froides peuvent ralentir le processus digestif et solidifier les graisses alimentaires, ce qui complique la digestion. Elles peuvent aussi provoquer des chocs dans le système digestif.
Astuce : préférez l'eau à température ambiante ou buvez des boissons chaudes, comme des tisanes, pour aider à maintenir une bonne digestion.

• **Évitez, autant que possible, de consommer les restes conservés au réfrigérateur.** Les restes peuvent perdre une partie de leurs nutriments essentiels et développer des bactéries, même lorsqu'ils sont correctement réfrigérés. Consommer des aliments frais garantit une meilleure qualité nutritionnelle.
Astuce : planifiez vos repas pour minimiser les restes et privilégiez la préparation de portions adaptées à votre appétit.

• **Mangez dans l'environnement le plus calme possible.** Un environnement calme favorise la pleine conscience et la relaxation, ce qui améliore la digestion et permet de mieux savourer les repas.
Astuce : éteignez la télévision, mettez de la musique douce si cela vous aide, et prenez le temps de savourer chaque bouchée.

• **Ne mangez pas si vous êtes sous le coup d'une émotion forte.** Les émotions fortes peuvent perturber la digestion, mais aussi conduire à des choix alimentaires impulsifs et souvent peu sains. Manger en état de stress peut également provoquer des problèmes digestifs.
Astuce : pratiquez des techniques de relaxation, comme la respiration profonde par exemple, avant de manger, surtout si vous vous sentez stressée ou bouleversée.

• **Prenez votre repas principal au déjeuner.** Manger un repas copieux au déjeuner fournit à votre corps l'énergie nécessaire pour le reste de la journée et lui donne suffisamment de temps pour digérer correctement avant de dormir.
Astuce : planifiez des déjeuners nutritifs et équilibrés pour assurer un apport suffisant en énergie et en nutriments pendant la journée.

• **Attendez d'avoir digéré votre repas avant de manger à nouveau.** Il est important de laisser suffisamment de temps à votre corps pour digérer un repas avant d'en consommer un autre afin d'éviter une surcharge digestive.
Astuce : respectez un intervalle de 3 à 4 h entre les repas, cela devrait permettre une digestion complète.

• **Variez vos menus et les aliments que vous consommez.** Une alimentation variée assure un apport complet de tous les nutriments nécessaires et prévient les carences. Elle permet aussi de maintenir l'intérêt et le plaisir de manger.
Astuce : expérimentez de nouvelles recettes et intégrez une variété de légumes, de fruits, de protéines et de grains dans chacun de vos repas.

• **Faites attention à la qualité de vos aliments.** Des aliments de haute qualité, de préférence biologiques et locaux, contiennent plus de nutriments et moins de contaminants.
Astuce : privilégiez les produits de saison, achetés auprès de producteurs locaux lorsque cela est possible.

• **Mangez à heures régulières.** Cela aide à réguler le métabolisme et maintient un niveau d'énergie stable tout au long de la journée.
Astuce : essayez de structurer vos repas à des heures fixes chaque jour pour établir une routine alimentaire saine.

• **Privilégiez des repas peu complexes au quotidien.** Des repas simples sont souvent plus faciles à digérer et permettent de mieux contrôler la qualité des ingrédients.
Astuce : préparez des repas équilibrés avec des ingrédients frais et peu transformés, et évitez les recettes trop compliquées au quotidien.

En adoptant ces règles d'or, vous pouvez améliorer votre santé digestive, votre bien-être général et établir des habitudes alimentaires durables et bénéfiques. Pour vous aider dans le choix de vos repas, consultez la liste des ingrédients ayurvédiques et leurs bienfaits p. 54.

LE PROGRAMME DE DINACHARYA

Le programme de Dinacharya est une routine matinale complète basée sur les principes de l'Ayurveda, conçue pour favoriser la santé et le bien-être holistiques. Voici une présentation détaillée des différentes étapes qui la composent, de leur importance et de la manière de les mettre en pratique au quotidien.

- **Un réveil précoce, ou Prathurathana :** se réveiller avant le lever du soleil présente de nombreux avantages, tant sur le plan physique que mental, et cela est étroitement lié aux principes fondamentaux de l'Ayurveda et du yoga. L'aube est un moment unique où l'énergie de la nature est à son apogée, imprégnant l'atmosphère d'une qualité sattvique, c'est-à-dire de pureté, de clarté et d'harmonie. En se réveillant à ce moment précis, on a l'opportunité de s'aligner avec ces qualités bienfaisantes, ce qui favorise un état d'esprit calme, frais et équilibré dès le début de la journée. De plus, le réveil précoce permet de bénéficier pleinement des rythmes naturels du monde, en se synchronisant avec le cycle circadien, ce qui peut améliorer la qualité du sommeil et du repos.

- **Le grattage de la langue, ou Jiva Mula Dhauti :** cette pratique, qui consiste comme son nom l'indique à se gratter la langue, permet d'éliminer les bactéries mortes et stimule les organes internes. Cela favorise une bonne digestion et une santé bucco-dentaire optimale.

- **Le nettoyage des dents, ou Dhanta Mula Dhauti :** le nettoyage des dents avec des produits naturels contribue à maintenir des gencives saines et à prévenir les maladies bucco-dentaires.

- **Le bain de bouche à l'huile, ou Gandusha :** cette pratique ancienne consiste à se gargariser avec de l'huile végétale pour améliorer la santé bucco-dentaire et favoriser dans le même temps le bien-être général. Elle est souvent réalisée avec de l'huile de sésame, mais peut également être effectuée avec de l'huile de noix de coco, de tournesol ou de pépins de raisin. Le principe est de faire passer l'huile dans tout l'intérieur de la bouche et de la tirer à travers les dents pendant 15 à 20 min, avant de la recracher. Pendant ce processus, l'huile est censée piéger les toxines et les bactéries présentes dans la bouche, les gencives et les espaces interdentaires. Ensuite, elle est expulsée de la bouche avec ces impuretés, ce qui la nettoie et la purifie. Cela permet aussi de réduire la plaque dentaire, d'éliminer les bactéries responsables de la mauvaise haleine, de renforcer les gencives et de blanchir les dents. De plus, cette pratique contribue à éliminer les toxines du corps, soutient la santé du système lymphatique et peut même avoir des effets positifs sur la santé digestive et de la peau. Le bain de bouche à l'huile doit être pratiqué régulièrement pour obtenir des résultats optimaux, de préférence le matin à jeun. C'est une pratique simple mais puissante qui peut être intégrée facilement dans une routine quotidienne de soins personnels pour favoriser une bonne santé globale.

• **Boire de l'eau :** le matin, boire de l'eau, qui peut être additionnée de citron ou de vinaigre de cidre de pomme, favorise l'hydratation, la digestion et l'élimination des toxines.

• **Évacuer régulièrement :** éliminer les déchets corporels régulièrement contribue à maintenir un système digestif sain et à prévenir la constipation.

• **Le brossage à sec, ou Garshana :** il s'agit d'un massage sec qui stimule la peau, le système lymphatique et la circulation sanguine, favorisant ainsi la détoxification et le rajeunissement de la peau.

• **L'application d'huile sur le corps, ou Abhyanga :** le massage du corps à l'huile est une pratique ayurvédique ancestrale qui nourrit la peau, favorise la relaxation et renforce le système immunitaire. En intégrant l'Abhyanga dans votre routine quotidienne ou hebdomadaire, vous pouvez non seulement améliorer la santé de votre peau, mais aussi favoriser un état de bien-être global. Retrouvez le processus détaillé ci-contre.

• **Faire du yoga ou de l'exercice, ou Vyayama :** l'exercice physique régulier améliore la force, la flexibilité et la vitalité, tout en équilibrant les doshas.

• **Faire des exercices de respiration, ou Pranayama :** la respiration aide à calmer l'esprit, à renforcer le système respiratoire et à augmenter le Prana, ou l'énergie vitale.

• **Méditer :** la méditation favorise la clarté mentale, la paix intérieure et la connexion spirituelle.

• **Prendre un bon petit déjeuner :** un repas équilibré et adapté aux besoins doshiques le matin assure une nutrition optimale et un bon départ pour la journée.

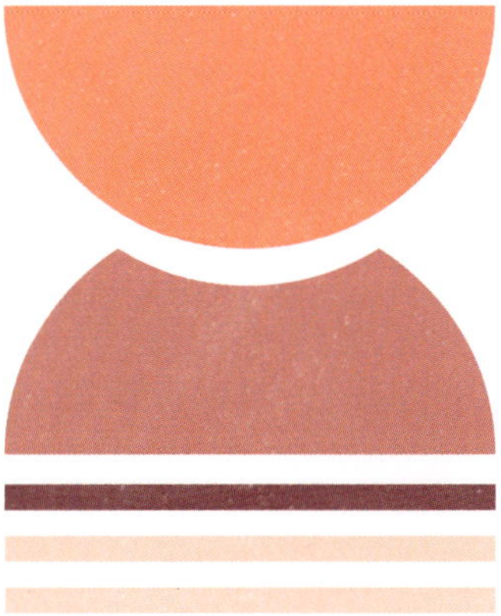

PROCESSUS DE L'ABHYANGA

1 Faites chauffer l'huile pour le corps en la plaçant dans un récipient en verre ou en métal et en déposant ce dernier dans un grand bol d'eau chaude. Vous pouvez aussi utiliser un chauffe-biberon. Assurez-vous que l'huile soit tiède et pas chaude pour éviter de vous brûler. Le fait de faire chauffer l'huile permet une meilleure pénétration dans la peau, augmentant ainsi ses bienfaits thérapeutiques.

2 Choisissez un environnement calme et chaud pour votre massage. Éloignez-vous des distractions.

3 Appliquez l'huile tiède en commençant par masser votre cuir chevelu avec des mouvements circulaires. Utilisez vos doigts pour travailler l'huile des racines jusqu'aux pointes des cheveux.

4 Appliquez ensuite doucement l'huile sur votre visage en évitant les yeux, puis sur vos oreilles et votre cou en faisant des mouvements circulaires doux.

5 Appliquez l'huile sur vos bras et vos jambes avec des mouvements longs et lisses. Faites des mouvements circulaires sur les articulations : épaules, coudes, genoux et chevilles.

6 Massez votre thorax et votre abdomen en effectuant des mouvements circulaires dans le sens des aiguilles d'une montre. Massez autant que possible votre dos, en faisant toujours des mouvements lents et circulaires.

7 Prenez ensuite un bain ou une douche chaude sans savon, ou avec un savon doux, pour retirer l'excès d'huile tout en permettant à la peau d'en conserver une partie.

Bénéfices de l'Abhyanga

Nourrit la peau en l'hydratant profondément, améliorant sa texture et son éclat.

Favorise la relaxation grâce au massage qui détend les muscles, réduit le stress et apaise l'esprit.

Renforce le système immunitaire par la stimulation des canaux énergétiques, ce qui renforce les défenses naturelles du corps.

Améliore la circulation sanguine et lymphatique, grâce notamment au massage en direction du cœur.

QUELQUES ALIMENTS DU RÉGIME AYURVÉDIQUE & LEURS BIENFAITS

AMANDE
L'amande est un fruit à coque polyvalent dont les bienfaits pour la santé sont nombreux. Riche en nutriments, elle est aussi source de magnésium, de protéines, de fibres, de vitamines et de minéraux.

ASAFOETIDA
L'asafoetida, ou « hing » en hindi, est une épice couramment utilisée dans la cuisine indienne. Elle se présente sous la forme d'une poudre marron très odorante et est utilisée pour faciliter la digestion, soulager les ballonnements et les douleurs abdominales. Vous en trouverez dans les magasins spécialisés ou sur Internet.

ASHWAGANDHA
L'ashwagandha fait partie des plantes dites « adaptogènes », c'est-à-dire qu'elle peut aider l'organisme à retrouver un équilibre et à réduire le stress, favorisant un état de calme propice à la concentration. Des études ont montré que l'ashwagandha peut également améliorer les fonctions cognitives, y compris la mémoire et l'attention.

BANANE
Parmi ses divers bienfaits, la banane aide à améliorer la qualité du sommeil. Elle est en effet riche en tryptophane, un acide aminé qui aide à la production de sérotonine et de mélatonine, les hormones du sommeil.

CARDAMOME
La cardamome est une graine venue d'Asie particulièrement utilisée dans la cuisine indienne. Grâce à ses propriétés relaxantes et apaisantes, elle aide à calmer l'esprit. Consommée sous forme de tisane ou d'infusion, elle peut aussi aider à réduire les ballonnements et les spasmes digestifs. Sa forte teneur en minéraux la rend très bonne pour la santé globale.

CITRON
Agrume très largement répandu dans la cuisine du monde entier, le citron présente aussi des avantages pour la santé. Il est très riche en vitamine C, aidant à renforcer le système immunitaire et à améliorer l'absorption du fer. Il aide également les reins à fonctionner de manière efficace grâce à sa teneur élevée en potassium, ce qui permet d'éliminer les toxines et de favoriser un bien-être général.

CORIANDRE
La coriandre possède des propriétés anti-inflammatoires et aide à la digestion, contribuant à un sentiment général de bien-être et à la réduction des symptômes de chaleur excessive.

CURCUMA
Le curcuma est un rhizome dont est extraite l'épice du même nom. Il possède des propriétés analgésiques et anti-inflammatoires qui aident notamment à apaiser les douleurs menstruelles.

EAU DE COCO
L'eau contenue dans la noix de coco est une véritable source de bienfaits. Particulièrement hydratante et riche en électrolytes, elle aide à réguler la température corporelle, ce qui est essentiel pour contrer les bouffées de chaleur. Elle permet également de maintenir une bonne hydratation de la peau et participe au bon fonctionnement du système digestif, luttant contre la constipation.

GHEE
Le ghee est un beurre clarifié beaucoup utilisé dans la cuisine indienne. Comparé au beurre, il apporte des intérêts nutritionnels intéressants. Dépourvu de lactose, il est plus digeste. Il est également riche en vitamines A et E, toutes deux antioxydantes. Attention toutefois, le ghee étant riche en cholestérol oxydé, il faut veiller à le consommer modérément.

GINGEMBRE
Le gingembre, originaire d'Asie du Sud-Est, est utilisé pour ses nombreux bienfaits sur la santé. Il possède notamment un pouvoir tonifiant sur l'organisme, permettant de lutter contre les états de fatigue et stimulant les défenses immunitaires. Il est aussi efficace dans le soutien digestif, contre les nausées et les maux d'estomac ou encore pour soulager les douleurs musculaires. Il peut également agir comme tonique sexuel.

KITCHARI
Le kitchari est un plat issu de la cuisine traditionnelle indienne et très apprécié par la médecine ayurvédique. Purifiant, il permet à l'organisme de retrouver un équilibre, au système digestif de se purifier en éliminant les toxines, et au système immunitaire de se renforcer. Retrouvez deux recettes de kitchari p. 98 et p. 176.

LAIT D'AMANDE
Le lait d'amande est une boisson obtenue à partir d'amandes hachées et d'eau. Bien qu'il ne garde pas tous les nutriments contenus dans les amandes, il compte parmi les « laits » les plus bénéfiques pour la santé et peut donc être intégré à un régime quotidien. Par exemple, il contient du magnésium, un minéral favorisant la relaxation musculaire et nerveuse. Son apport en bonnes graisses et en vitamine E ainsi que sa faible teneur en glucides permettent de soutenir la santé cardiovasculaire, de maintenir la bonne santé de la peau et de contrôler la prise de poids.

LAURIER
Le laurier, plante méditerranéenne très largement utilisée en cuisine, possède des vertus médicinales non négligeables, notamment analgésiques, antispasmodiques et anti-inflammatoires. Il peut être utilisé pour apaiser les ballonnements et les douleurs d'estomac, ainsi que pour apaiser les douleurs menstruelles.

MÉLISSE
Connue et utilisée comme plante médicinale depuis la Grèce antique, la mélisse a des vertus antispasmodiques : elle calme, détend les muscles et réduit les spasmes. Principalement utilisée pour le confort digestif qu'elle apporte, elle contribue aussi à favoriser le sommeil et le bien-être général.

MENTHE
La menthe, connue pour ses propriétés rafraîchissantes, aide à abaisser la température corporelle et à apaiser l'esprit. Elle permet aussi de décongestionner les voies respiratoires et de lutter contre les maux d'estomac et les nausées. Elle favorise une bonne immunité, permettant un bon état de santé général.

MIEL
Le miel est un édulcorant naturel élaboré par les abeilles. Il peut aider à augmenter les niveaux d'insuline et permet au tryptophane de mieux pénétrer dans le cerveau. Il a aussi des propriétés antibactériennes et antifongiques, ce qui fait de lui le partenaire idéal d'un système immunitaire stimulé.

MUSCADE
Malgré son nom, la noix de muscade est une graine. Consommée râpée ou moulue, elle possède des propriétés apaisantes, thérapeutiques et sédatives aidant à induire le sommeil et pouvant aider en cas d'état dépressif. Elle aide également à soulager les infections et les troubles digestifs. La noix de muscade doit toutefois être utilisée en quantité limitée et avec précaution car l'un de ses principaux composants, la myristicine, peut être toxique si elle est consommée à forte dose. Elle ne convient pas aux femmes enceintes.

SAUGE
La sauge est une plante magique aux multiples bienfaits. Anti-inflammatoire, antioxydante et antispasmodique, elle est souvent utilisée pour réduire les spasmes et les douleurs menstruelles. Elle peut également intervenir en tant que soutien hormonal, en particulier chez les femmes, pour aider à soulager les symptômes de la ménopause et de la péri-ménopause.

TILLEUL
Le tilleul est connu pour ses propriétés calmantes et relaxantes, aidant à lutter contre la nervosité et apaisant l'esprit. Mais on doit lui reconnaître également d'autres bienfaits tels que celui de réduire les douleurs musculaires, de calmer les crampes intestinales et d'aider à la digestion.

TULSI
Également connu sous le nom de « basilic sacré », le tulsi est considéré en Inde comme la reine des plantes en raison de ses nombreuses vertus, notamment purificatrices. Il est un allié particulièrement efficace contre le stress, maintenant la vitalité physique et mentale. Pour plus d'informations, retrouvez le focus dédié au tulsi p. 75.

AYURVEDA ET YOGA HORMONAL

L'Ayurveda joue un rôle crucial dans l'approche du yoga hormonal en offrant une compréhension profonde des déséquilibres hormonaux et en fournissant des outils pour les rétablir de manière naturelle et holistique.

Tout d'abord, l'Ayurveda reconnaît l'importance des doshas Vata, Pitta et Kapha (voir p. 44) dans la régulation des fonctions physiologiques, y compris celles liées aux hormones. En comprenant la constitution unique de chaque individu et en identifiant les déséquilibres doshiques qui peuvent contribuer aux symptômes hormonaux, l'Ayurveda offre des indications précieuses pour concevoir des pratiques de yoga hormonal adaptées à chaque personne.

De plus, l'Ayurveda propose une gamme de remèdes naturels pour rééquilibrer les doshas et soutenir la santé hormonale. Des herbes médicinales, des régimes alimentaires spécifiques, des techniques de purification et des pratiques de yoga sont souvent prescrites pour harmoniser les doshas et favoriser le bien-être hormonal. En intégrant ses principes dans le yoga hormonal, on crée une approche complète et personnalisée pour soutenir la santé hormonale. En comprenant les doshas dominants de chaque individu et en utilisant des pratiques de yoga et des remèdes ayurvédiques spécifiques, on peut aider à rétablir l'équilibre hormonal et à atténuer les symptômes associés à la ménopause, au syndrome prémenstruel et à d'autres troubles hormonaux.

En résumé, l'Ayurveda apporte une profondeur de compréhension et une richesse de ressources pour soutenir l'approche du yoga hormonal, en offrant des moyens naturels et holistiques de promouvoir la santé et le bien-être hormonal.

Rééquilibrer

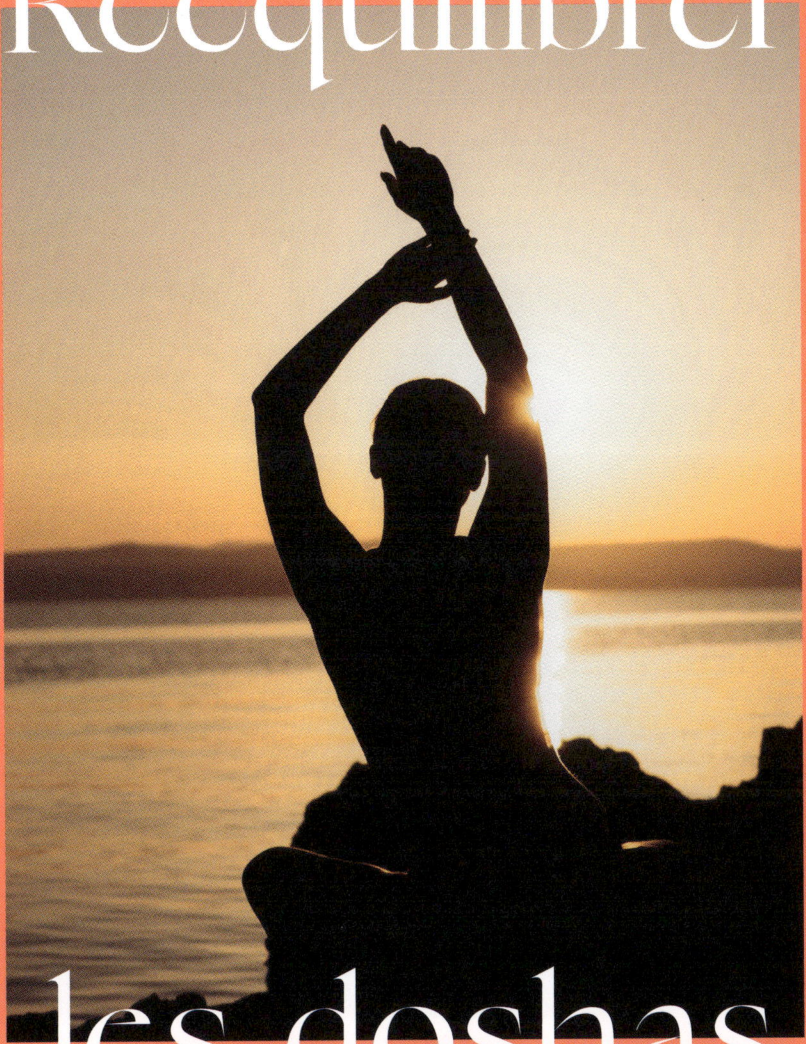

les doshas

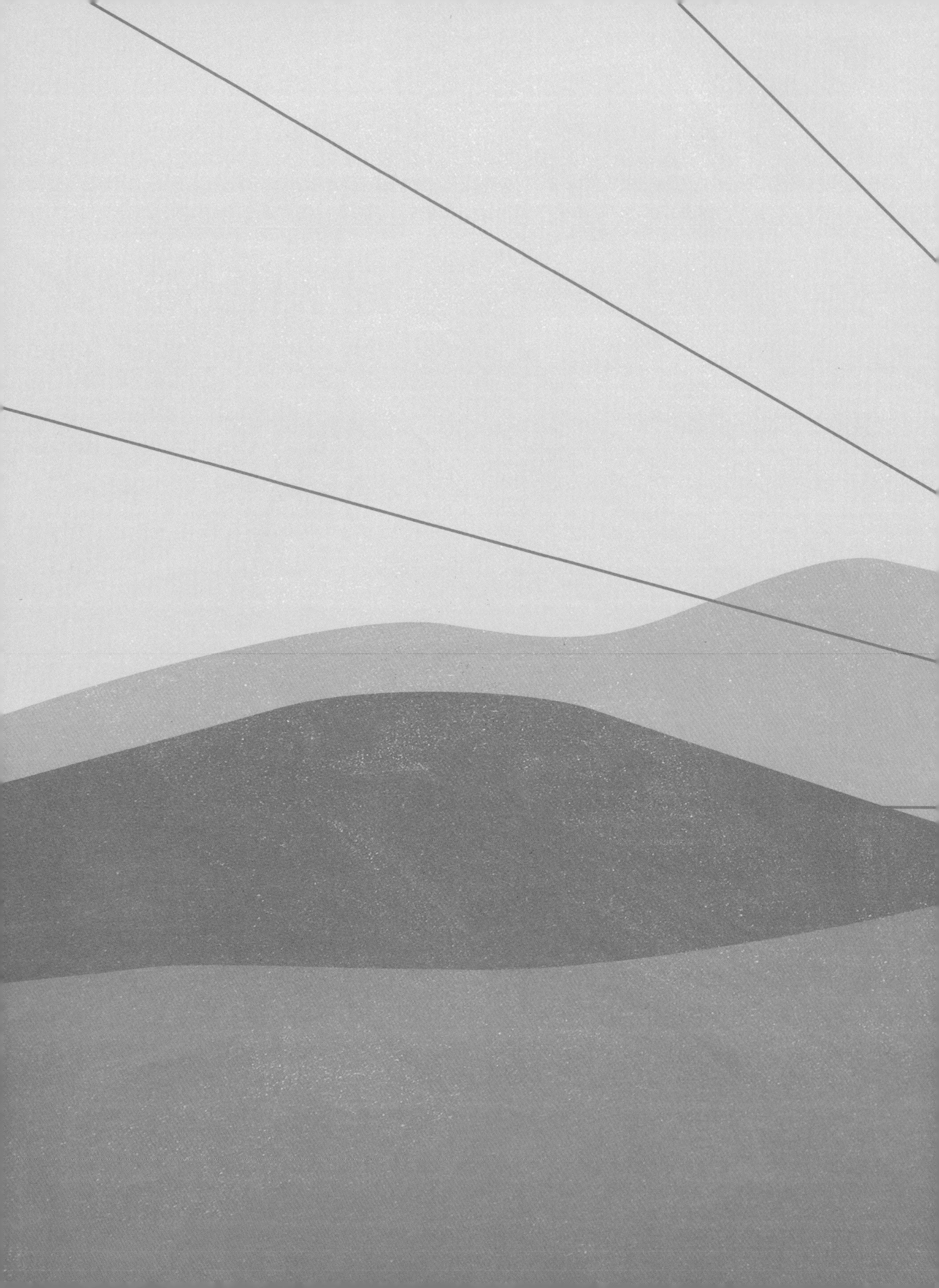

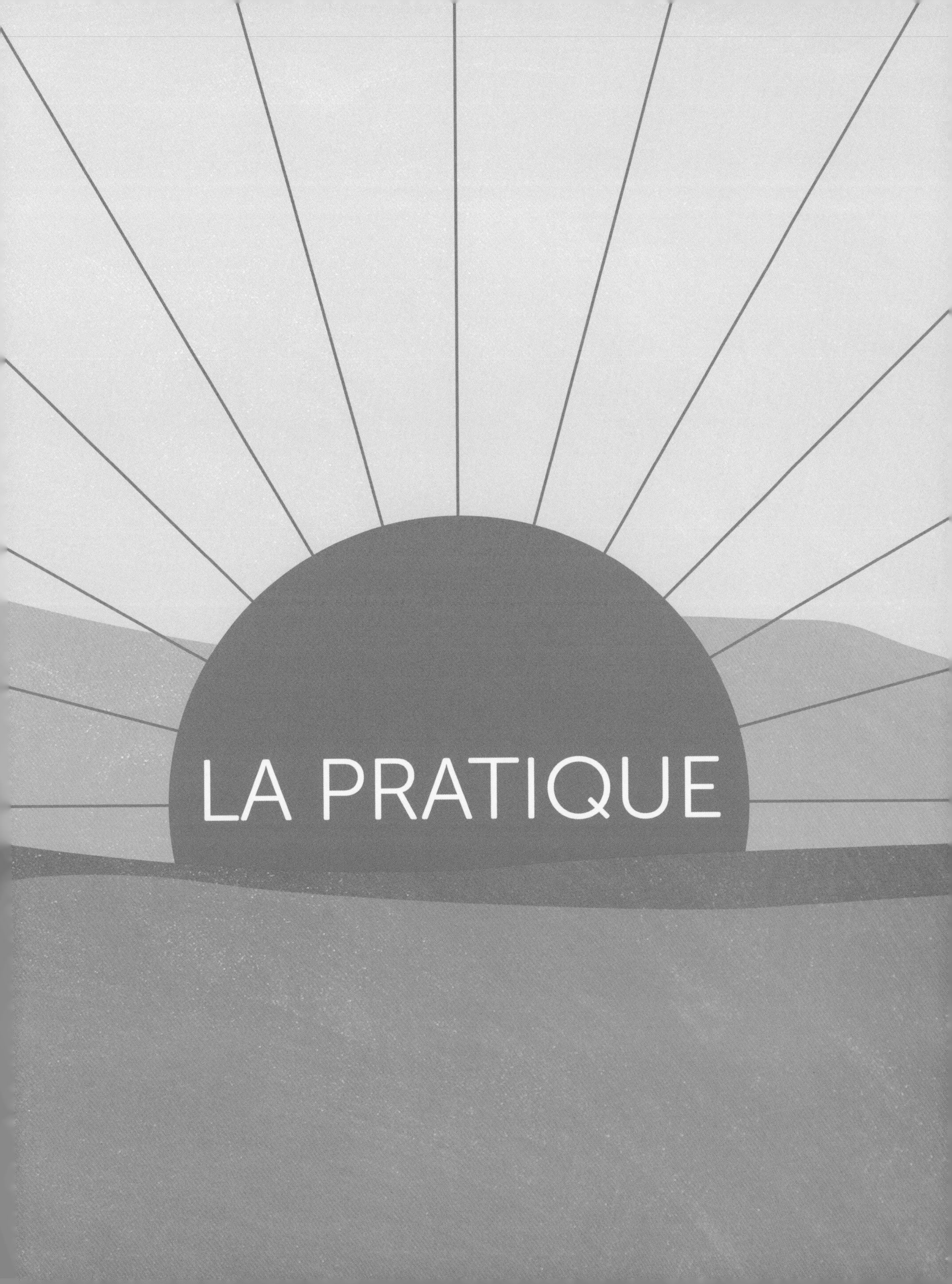
LA PRATIQUE

1

S'APAISER

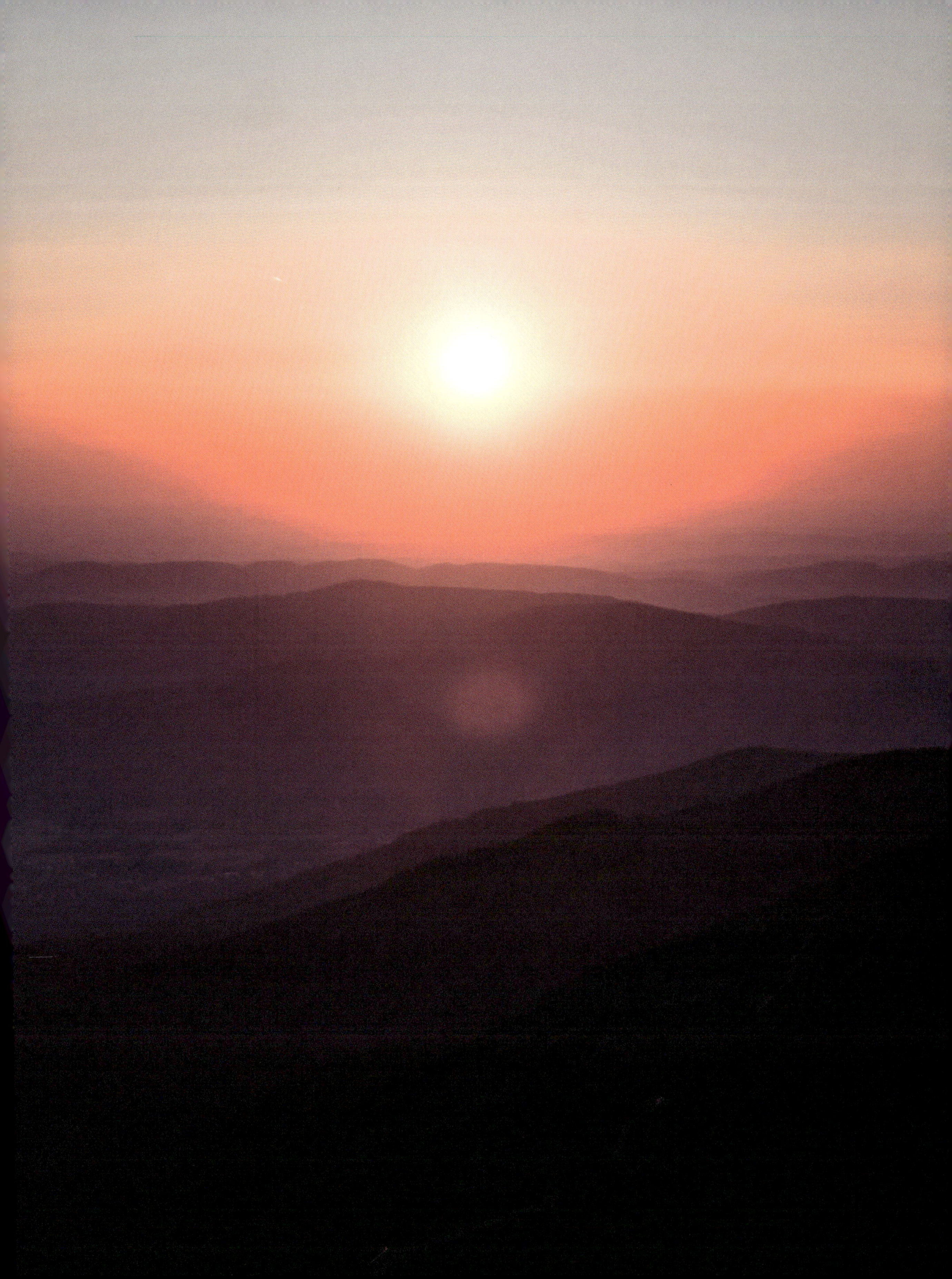

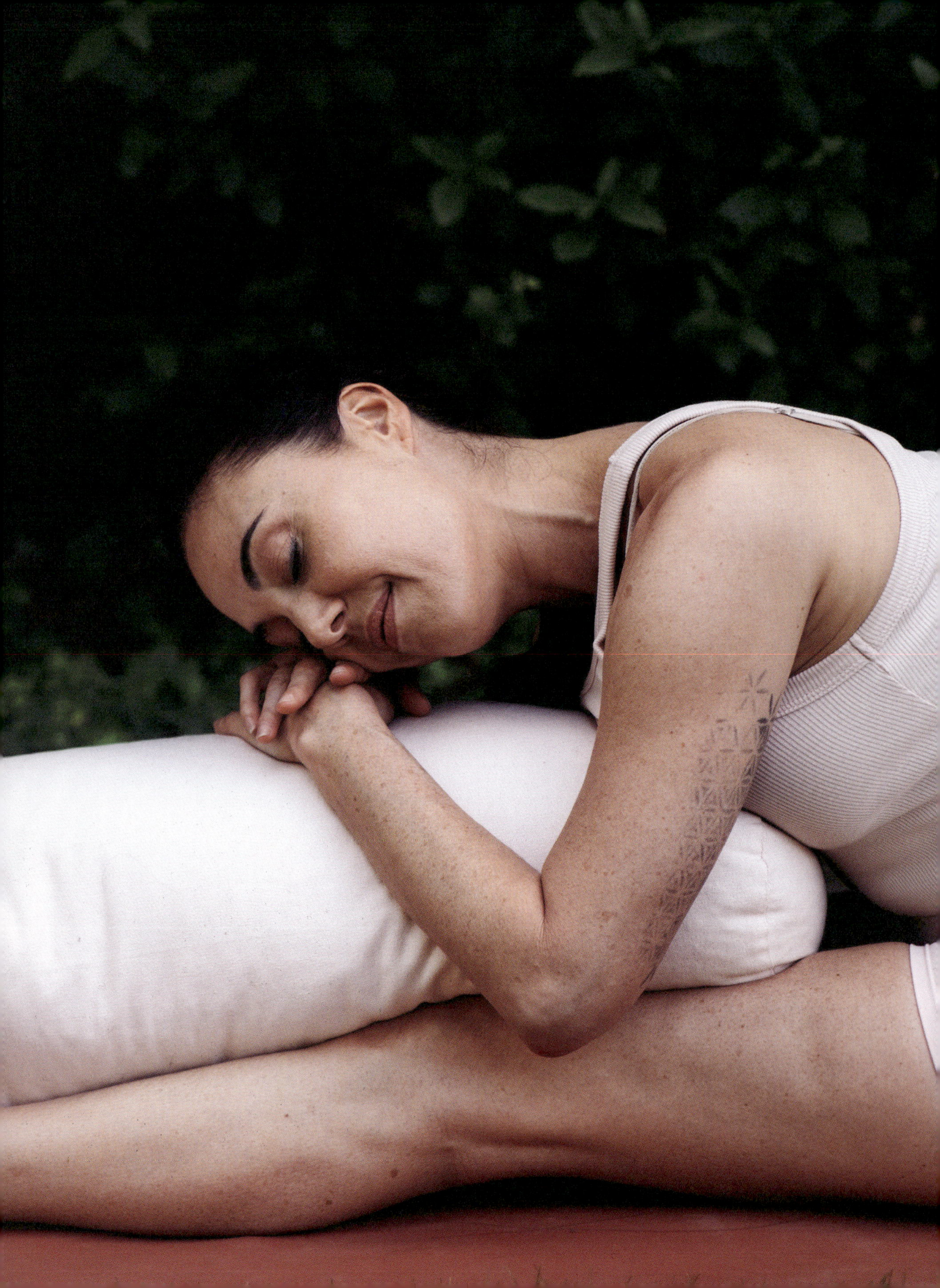

Le stress est souvent considéré comme le mal du siècle, affectant des millions de personnes à travers le monde. Les causes peuvent être nombreuses, allant des pressions professionnelles aux soucis personnels, en passant par des problèmes de santé, des situations économiques précaires ou encore des crises globales comme les pandémies. Le stress chronique peut avoir des conséquences graves sur la santé physique et mentale, notamment des troubles du sommeil, des problèmes cardiovasculaires, de l'anxiété et de la dépression. Heureusement, il existe des solutions pour réduire le stress au quotidien. Le yoga offre par exemple une multitude de bienfaits pour se calmer et se détendre, améliorant la variabilité de la fréquence cardiaque et induisant un état de relaxation profond. Les postures, mais aussi les exercices de respiration et la méditation sont des outils puissants pour calmer l'esprit et détendre le corps.

Chez les femmes, cette capacité à s'apaiser est essentielle pour conserver un équilibre, car elle influence plusieurs aspects clés de la santé, tant hormonale que générale. En effet, le stress déclenche la production du cortisol, aussi appelé « hormone du stress », qui perturbe l'équilibre d'autres hormones importantes, comme les œstrogènes et la progestérone. Cela peut alors entraîner des cycles menstruels irréguliers, des problèmes de fertilité, une prise de poids ou encore des sautes d'humeur. Durant la période de la péri-ménopause, la relaxation revêt une importance particulière, notamment en raison du rôle capital des glandes surrénales qui deviennent une source alternative dans la production d'œstrogènes, réduites en raison du déclin de la fonction ovarienne. Or ce sont aussi elles qui produisent le cortisol. Ainsi, lorsqu'une femme en péri-ménopause subit une situation de stress, la production d'œstrogènes peut être négativement impactée par la production de cortisol qui, elle, augmente. La perturbation de l'équilibre hormonal qui en découle peut aggraver des symptômes comme les bouffées de chaleur ou les troubles du sommeil.

Le système endocrinien est donc très sensible au stress et un état de relaxation aide à le normaliser, favorisant ainsi un meilleur équilibre. Par ailleurs, le stress et l'anxiété peuvent perturber le sommeil, qui intervient dans la régulation de plusieurs hormones importantes. Un sommeil de bonne qualité - calme et apaisé, donc - est crucial pour le maintien d'un équilibre hormonal sain. La relaxation et la réduction du stress jouent aussi un rôle dans la santé reproductive et sexuelle. Un état de calme peut contribuer à un fonctionnement optimal du système reproducteur et à une meilleure santé sexuelle. De plus, un bon équilibre hormonal favorise un meilleur bien-être mental et émotionnel, car les hormones influencent l'humeur et les émotions.

Dans ce chapitre, je vous propose des solutions simples et des exercices applicables au quotidien pour vous aider à apaiser votre anxiété, réduire votre stress et contrer vos insomnies puis, pour vous aider à apaiser les maux qui peuvent découler d'un déséquilibre hormonal dû à des difficultés d'apaisement tels que les crampes utérines et les bouffées de chaleur.

Apaiser l'anxiété

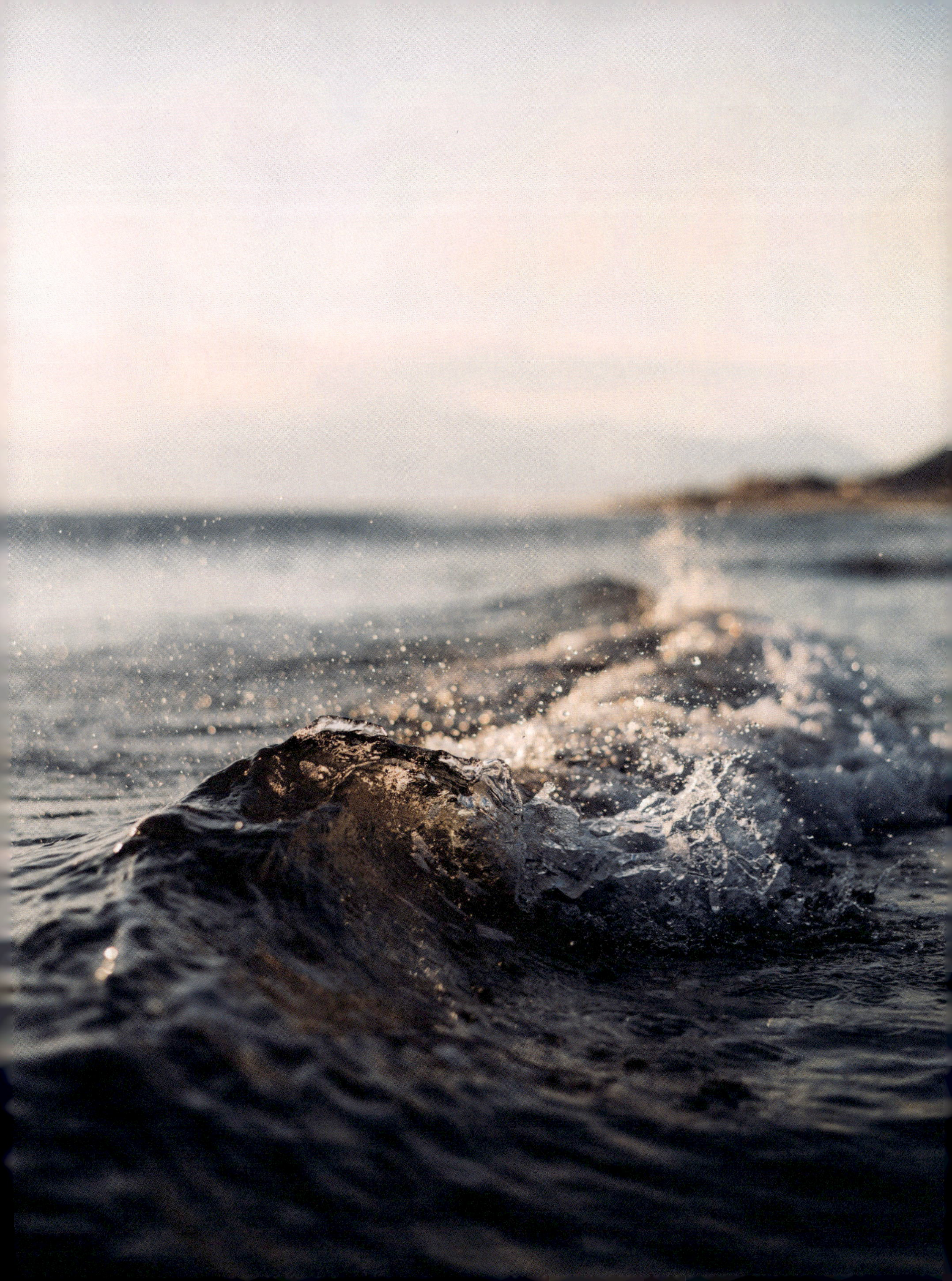

Méditation

ANAPANA

La méditation Anapana, issue de la tradition bouddhiste, est une forme de méditation axée sur la pleine conscience. Elle est particulièrement appréciée pour le bien-être et la sérénité qu'elle apporte.

Les bienfaits

- **Améliore la concentration** et aide à la concentration chez les adultes âgés.
- **Favorise un état de conscience**, en optimisant la capacité à rester pleinement présent et conscient dans l'instant.
- **Améliore la santé mentale et émotionnelle** en offrant une meilleure compréhension et observation des pensées et des émotions sans s'y attacher.
- **Améliore la qualité du sommeil.**
- **Réduit le stress et l'anxiété**, calmant l'esprit et induisant un état de relaxation.

Les étapes

1 Trouvez une position assise confortable, en tailleur ou sur une chaise, avec le dos droit et les épaules détendues. Utilisez un mur pour le soutien si nécessaire.

2 Concentrez-vous sur la zone entre la lèvre supérieure et le nez. Respirez naturellement, en observant simplement les sensations lors de l'entrée et de la sortie de l'air par les narines.

3 Lorsque l'esprit s'égare, ramenez doucement votre attention sur ce point focal.

4 Accueillez les sensations ressenties, telles que la chaleur, le froid ou les picotements, sans jugement ni frustration.

5 Restez ainsi pendant 5 min minimum, et jusqu'à 1 h si vous le souhaitez.

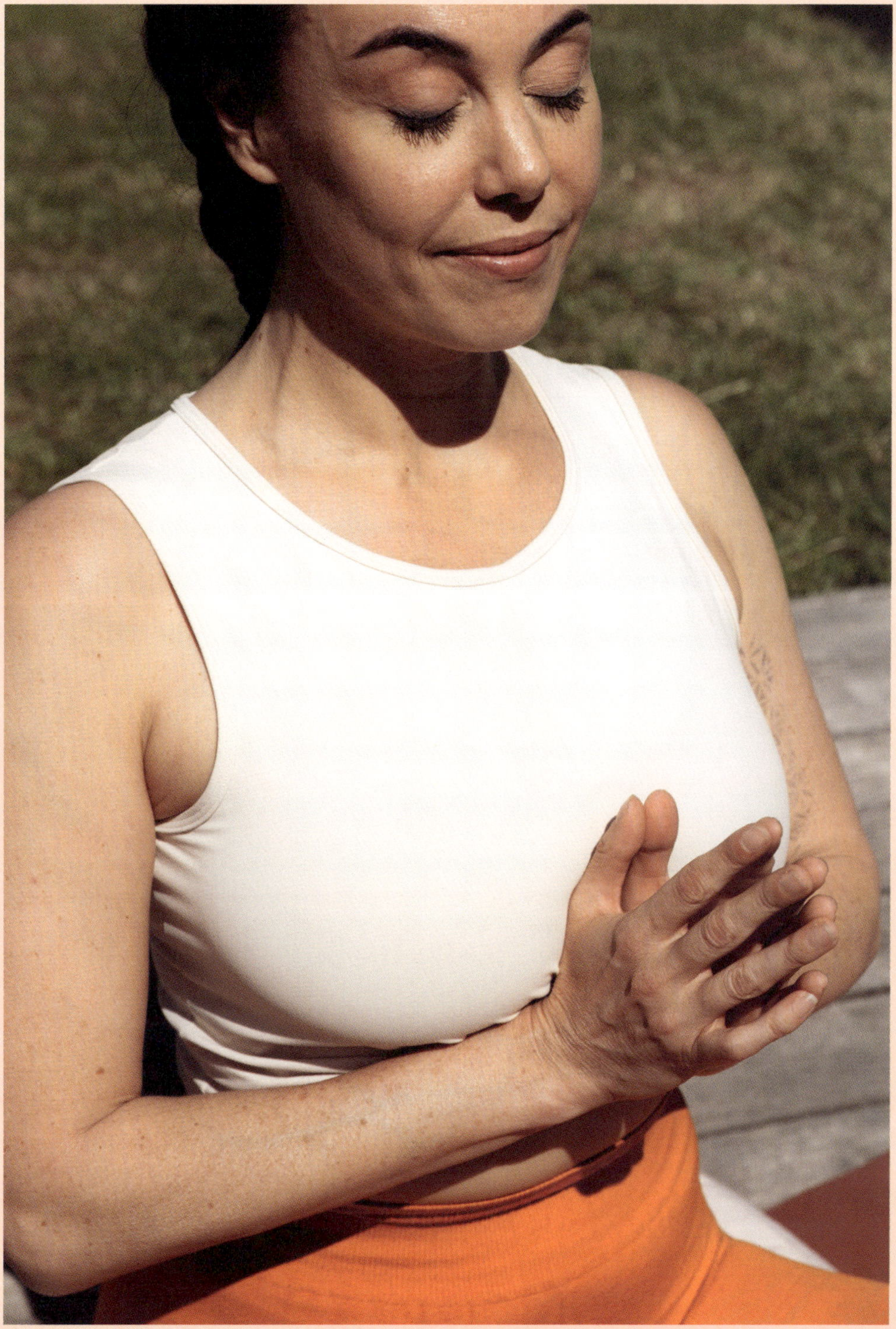

Yoga

LE DEMI-PONT

La posture du demi-pont, ou Setu Bandhasana, permet d'ouvrir la poitrine et les épaules et de synchroniser les mouvements avec la respiration. Tout cela est bénéfique pour calmer l'anxiété.

Les bienfaits

- **Libère la respiration en ouvrant la poitrine et les épaules**, ce qui peut aider à réduire l'anxiété et la tension accumulée.

- **Active le système parasympathique** qui favorise un état de calme et de relaxation, aidant à réduire l'activité du système nerveux sympathique associé au stress.

- **Génère une sensation de stabilité et de sécurité** en engageant et renforçant les muscles du dos, des fessiers et des jambes.

- **Stimule la circulation sanguine** grâce au mouvement de lever, ce qui apporte de l'oxygène et des nutriments aux muscles et aux organes et permet de réduire les symptômes physiques de l'anxiété.

- **Favorise la concentration et la pleine conscience**, aidant à calmer l'esprit et à réduire l'anxiété.

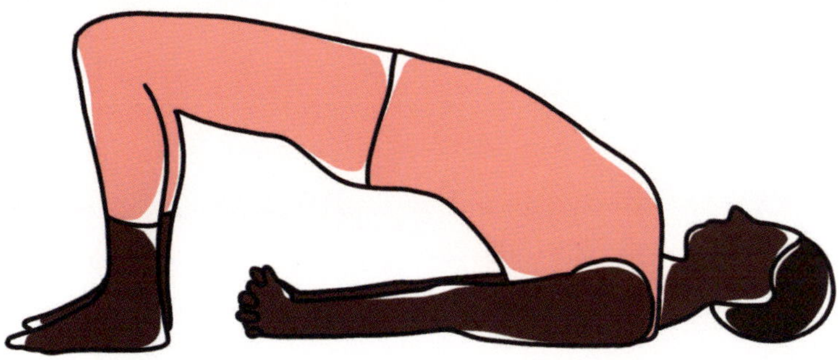

Les étapes

1 Allongez-vous sur le dos, genoux pliés et pieds à plat sur le sol à la largeur des hanches, les talons proches des fesses. Mettez les bras le long du corps, les paumes tournées vers le bas.

2 En inspirant profondément, pressez fermement vos pieds contre le sol. Soulevez lentement votre bassin vers le plafond en engageant les muscles des fessiers et des jambes jusqu'à ce que vos cuisses soient parallèles au sol.

3 Roulez doucement vos épaules en arrière et entrelacez vos doigts sous votre dos pour créer plus de levée et d'ouverture dans la poitrine. Si cela est inconfortable, gardez les bras allongés le long du corps.

4 Respirez profondément et régulièrement en maintenant la posture pendant 5 à 10 respirations. Concentrez-vous sur l'expansion de votre poitrine à chaque inspiration et sur la relaxation de vos muscles à chaque expiration. Assurez-vous que vos pieds restent parallèles et que vos genoux ne s'écartent pas. Engagez vos cuisses et vos fessiers.

5 En expirant lentement, ramenez progressivement le bassin vers le sol. Déroulez votre colonne vertèbre par vertèbre jusqu'à ce que votre dos soit complètement au sol. Relâchez vos bras et détendez-vous quelques instants en posture du cadavre (Shavasana), pour permettre à votre corps d'absorber les bienfaits de la posture.

6 Répétez la posture 2 à 3 fois, en prenant le temps de vous détendre entre chaque répétition.

Yoga

LE CHAT ET LA VACHE

La posture du chat, ou Marjaryasana, et la posture de la vache, ou Bitilasana, sont bénéfiques pour la santé de la colonne vertébrale et la gestion du stress. L'idée est d'enchaîner les deux postures au rythme du souffle afin d'améliorer la flexibilité de la colonne, de réduire les tensions et de favoriser la relaxation en synchronisant les mouvements avec la respiration.

Les bienfaits

De la posture du chat

• **Étire, renforce et assouplit la colonne vertébrale** en engageant les muscles du dos et des abdominaux.

• **Relâche les tensions** dans le haut du dos et les épaules, des zones souvent tendues par le stress et la mauvaise posture, en arrondissant le dos vers le plafond.

• **Stimule et améliore la circulation sanguine** grâce au mouvement de la colonne vertébrale, apportant plus d'oxygène et de nutriments aux muscles et aux disques intervertébraux.

De la posture de la vache

• **Ouvre la poitrine et les épaules** en creusant le dos, améliorant ainsi la posture et favorisant une respiration plus profonde et plus libre.

• **Soulage les douleurs lombaires** car elle étire et détend les muscles du bas du dos, aidant à apaiser les tensions dans cette région.

• **Stimule les organes internes** par le mouvement doux de la colonne vertébrale qui les masse et les stimule, améliorant ainsi la digestion et le métabolisme.

Les bienfaits communs

• **Activent le système parasympathique,** ce qui favorise un état de calme et aide à réduire l'activité du système nerveux sympathique associé au stress.

• **Encouragent la concentration et la pleine conscience** en se concentrant sur le mouvement fluide et la respiration, ce qui aide à calmer l'esprit et à réduire l'anxiété.

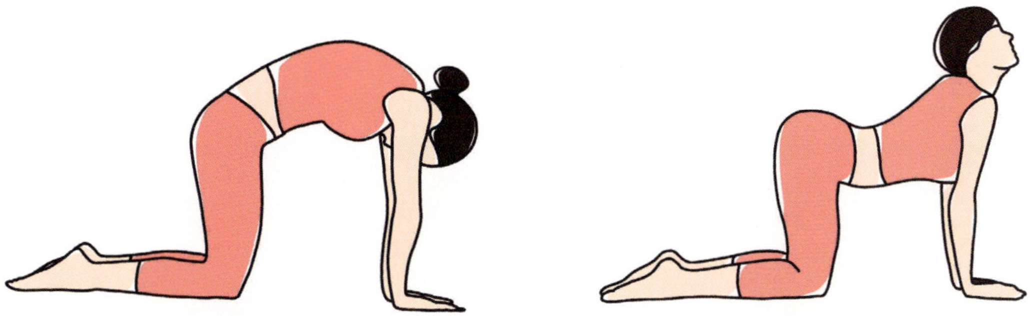

Les étapes

1 Mettez-vous à quatre pattes sur un tapis de yoga. Alignez vos poignets sous vos épaules et vos genoux sous vos hanches. Gardez les doigts écartés et les poignets parallèles à l'avant du tapis. Assurez-vous que vos genoux sont espacés de la largeur des hanches.

2 Entrez dans **la posture de la vache** : inspirez profondément et laissez votre ventre descendre vers le sol tout en soulevant votre poitrine et vos fessiers vers le plafond. Dirigez le regard vers le plafond ou légèrement vers l'avant. Ouvrez votre poitrine en tirant doucement les épaules en arrière et en bas. Inspirez lentement et profondément en creusant le dos. Sentez l'étirement le long de votre colonne vertébrale et l'ouverture de votre poitrine.

3 Faites la transition dans **la posture du chat**. En expirant lentement, arrondissez la colonne vertébrale vers le plafond. Rentrez le menton vers la poitrine et rentrez le coccyx. Relâchez la tête vers le bas, en regardant vers vos cuisses ou votre nombril. Engagez vos abdominaux pour soutenir le mouvement. Expirez complètement en arrondissant le dos. Sentez l'étirement dans le haut du dos et entre les omoplates.

4 Alternez entre les deux postures de manière fluide et continue en synchronisant vos mouvements avec votre respiration. Inspirez en vache et expirez en chat. Concentrez-vous sur la sensation de chaque mouvement et sur votre respiration. Essayez de ressentir chaque vertèbre bouger individuellement.

5 Répétez l'enchaînement pendant 1 à 5 min, en adaptant le rythme à votre respiration naturelle.

Yoga

L'ENFANT

Pratiquer régulièrement la posture de l'enfant, ou Balasana, peut aider à diminuer l'anxiété et améliorer le bien-être mental et émotionnel, offrant une pratique douce mais efficace pour la tranquillité intérieure. Elle est accessible à presque tout le monde et peut être adaptée pour plus de confort (par l'utilisation d'un coussin sous le front par exemple).

Les bienfaits

- **Relâche les tensions** dans le haut du dos, les épaules et le cou, ce qui permet une relaxation profonde.

- **Apporte une sensation de sécurité et de confort**, apaisant l'esprit.

- **Active le système parasympathique** qui favorise le calme et réduit l'activité du système nerveux sympathique associé au stress.

- **Permet une libération émotionnelle** utile contre l'anxiété.

- **Favorise la concentration**, notamment sur la respiration profonde et rythmée, ce qui est essentiel pour gérer l'anxiété.

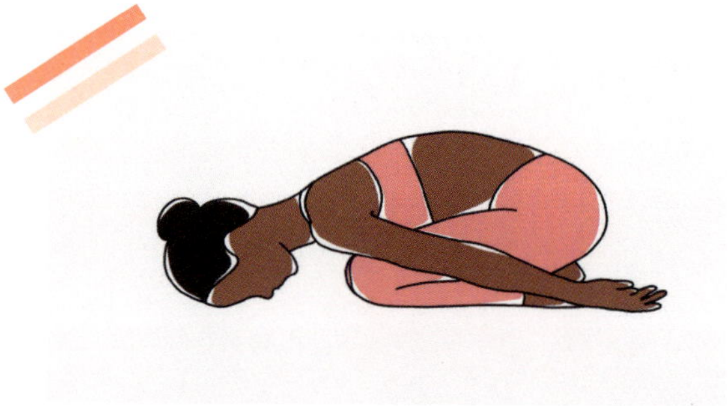

Les étapes

1 Mettez-vous à genoux sur un tapis de yoga, les genoux joints ou légèrement écartés, et asseyez-vous sur les talons. Si nécessaire, placez un coussin entre vos cuisses et vos mollets.

2 Inclinez le torse en avant, en étendant les bras devant vous ou en les laissant le long du corps, paumes vers le haut, jusqu'à poser le front sur le tapis. Utilisez un coussin ou une brique de yoga pour soutenir votre front si besoin.

3 Fermez les yeux et concentrez-vous sur votre respiration. Inspirez et expirez profondément, sentant votre dos se dilater et se détendre. Lâchez prise de toute tension dans le dos, les épaules et le cou.

4 Restez dans cette position pendant plusieurs respirations profondes, idéalement pendant 1 à 5 min, en vous concentrant sur la détente et la respiration.

Apaiser

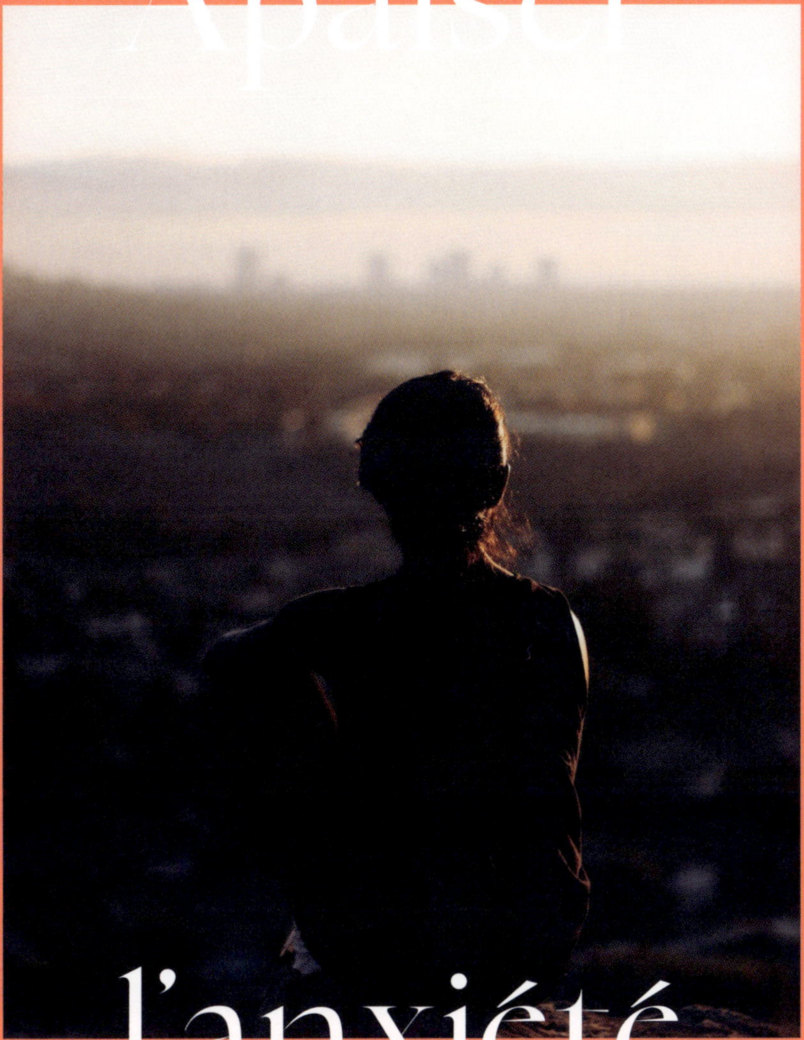

l'anxiété

Recette ayurvédique

TISANE AU TULSI

Le tulsi, réputé pour ses propriétés adaptogènes, aide le corps à promouvoir la tranquillité. Cette tisane est donc particulièrement efficace pour calmer l'anxiété. Non seulement apaisante, elle aide également à créer un état d'équilibre et de sérénité et à améliorer la qualité de vie. Elle peut aussi être consommée pour améliorer la digestion et renforcer l'immunité, ce qui est bénéfique pour le bien-être général.

Pour 1 tasse
Préparation : 5 min
Infusion : 5 à 10 min

Ingrédients
- 1 à 2 c. à c. de feuilles de tulsi (séchées ou fraîches)
- 1 tasse d'eau froide (environ 25 cl)

Préparation

Si vous utilisez des feuilles de tulsi fraîches, lavez-les soigneusement au préalable.

Mettez-les dans une casserole ou une théière, puis ajoutez l'eau froide. Couvrez et portez à ébullition sur feu moyen. Dès que l'eau bout, arrêtez le feu et laissez infuser à couvert pendant 5 à 10 min.

Filtrez à travers une passoire et versez la tisane dans une tasse. Buvez-la en conscience et appréciez ses bienfaits apaisants.

Important

Pour bénéficier pleinement des propriétés du tulsi, il est important de préparer la tisane de manière à préserver ses composés actifs. Pour cela, il est recommandé de mettre les feuilles dans de l'eau froide avant de les faire bouillir pour mieux conserver leurs propriétés sans les dégrader par une chaleur excessive. Le couvercle est également très important, il permet de conserver les huiles essentielles et autres composés volatils bénéfiques au tulsi.

LE TULSI

Le tulsi, aussi connu sous le nom de « basilic sacré », est une plante largement utilisée dans la médecine ayurvédique pour ses nombreux bienfaits sur la santé. Il est reconnu pour ses propriétés calmantes et équilibrantes, ce qui en fait un excellent remède pour apaiser l'anxiété.

Propriétés nervines

Le tulsi est décrit comme un « nervin », ce qui signifie qu'il aide à renforcer et à tonifier le système nerveux. Les nervins sont souvent utilisés pour traiter les troubles nerveux et l'anxiété, car ils peuvent calmer l'esprit et apaiser les nerfs.

Effet sattvique

En Ayurveda, les aliments et les herbes sattviques sont considérés comme purs et bénéfiques pour l'esprit et le corps. Le tulsi est particulièrement sattvique, ce qui signifie qu'il favorise la clarté mentale, la tranquillité et une conscience élevée. En consommer peut aider à réduire l'anxiété en apportant un sentiment de paix et de bien-être.

Équilibre de l'Apanavayu et augmentation du Prana

En Ayurveda, l'Apanavayu est une des sous-catégories du dosha Vata, responsable de la descente de l'énergie vitale. Un déséquilibre de l'Apanavayu peut entraîner des troubles émotionnels et mentaux, dont l'anxiété. Le tulsi aide à améliorer son équilibre, ce qui peut stabiliser les émotions et réduire les symptômes d'anxiété. De plus, le tulsi est connu pour augmenter le Prana, ou l'énergie vitale, dans le corps. Un flux de Prana équilibré est essentiel pour une santé mentale optimale, contribuant à une sensation de vitalité et de sérénité.

Propriétés adaptogènes

Le tulsi est également reconnu comme une plante adaptogène, ce qui signifie qu'il aide le corps à s'adapter au stress. Les adaptogènes régulent les hormones du stress, comme le cortisol, et aident à maintenir l'équilibre hormonal, réduisant ainsi les effets physiques et mentaux du stress et de l'anxiété.

Recette ayurvédique

SOUPE DE BUTTERNUT À LA MUSCADE

L'objectif de cette recette est simple : calmer l'anxiété et favoriser la relaxation grâce aux propriétés apaisantes et thérapeutiques de la noix de muscade et des autres ingrédients qui la composent.

Pour 2 personnes
Préparation : 10 min
Cuisson : 25 à 30 min

Ingrédients
- 1 courge butternut
- 1 morceau de gingembre frais (env. 2 cm)
- 2 c. à s. d'huile de coco
- 1 c. à c. de noix de muscade moulue
- 1 c. à c. de curcuma moulu
- 1 c. à c. de cumin moulu
- 4 tasses de bouillon de légumes (ou d'eau)
- 1 tasse de lait de coco
- Sel
- Graines de courge pour la garniture (facultatif)

Préparation

Pelez la butternut, épépinez-la et coupez-la en cubes. Pelez le gingembre frais et râpez-le.

Dans une grande casserole, faites chauffer l'huile de coco à feu moyen. Faites-y sauter le gingembre râpé 1 à 2 min jusqu'à ce qu'il soit légèrement doré, puis ajoutez la muscade, le curcuma et le cumin. Mélangez bien pour enrober le gingembre des épices et faites revenir pendant 1 min pour libérer les arômes. Ajoutez les cubes de butternut et versez le bouillon de manière à les couvrir. Portez à ébullition, puis réduisez le feu et laissez mijoter 20 à 25 min, ou jusqu'à ce que la courge soit tendre.

Mixez jusqu'à l'obtention d'une consistance lisse et crémeuse à l'aide d'un mixeur plongeant, ou d'un mixeur ordinaire en procédant par petites quantités. Remettez la soupe sur feu doux, ajoutez le lait de coco et mélangez bien. Salez selon votre goût.

Versez la soupe dans des bols et décorez avec des graines de courge si vous le souhaitez.

Attention, contre-indication :

La noix de muscade de convient pas aux femmes enceintes.

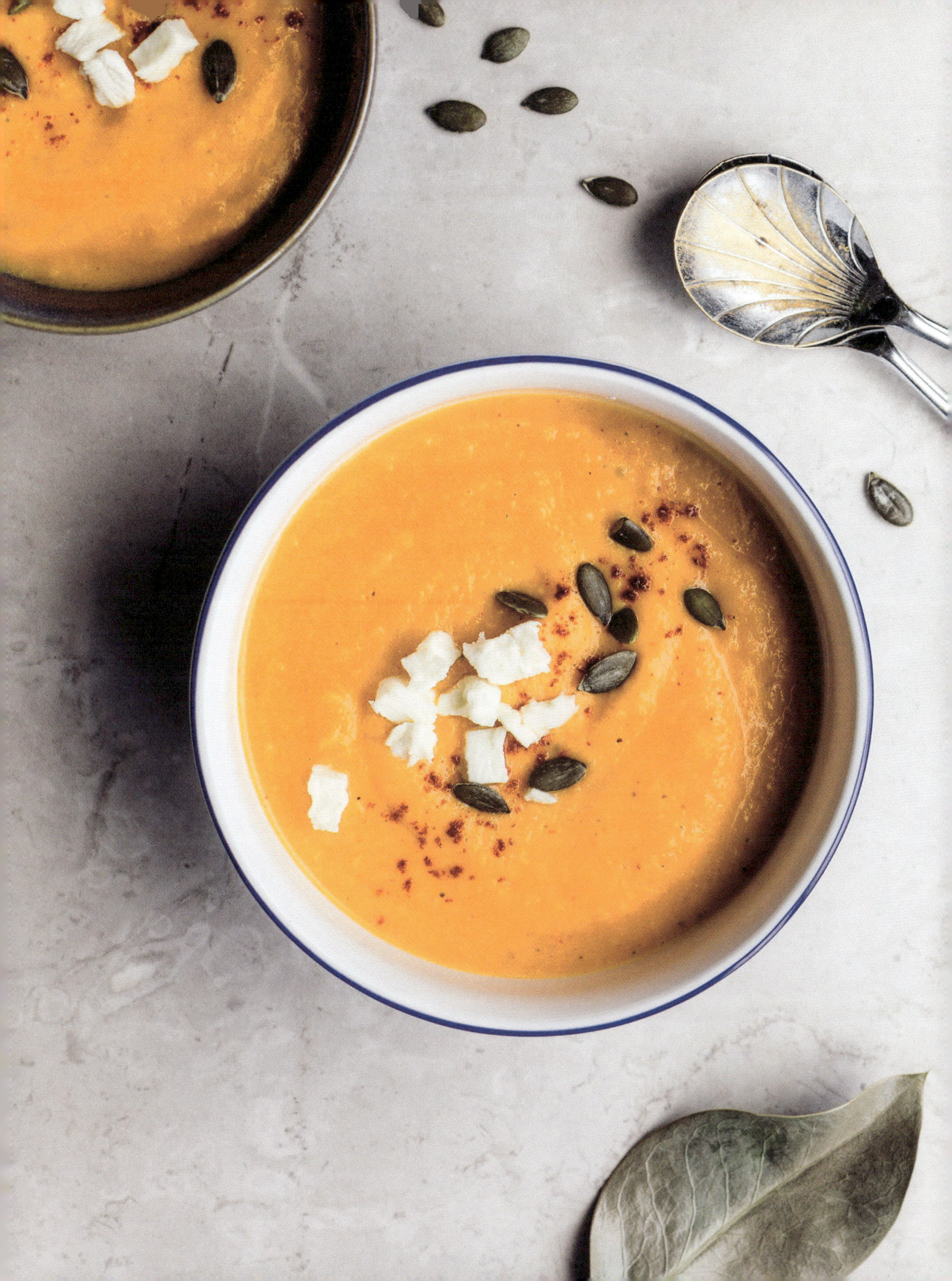

Calmer
l'insomnie

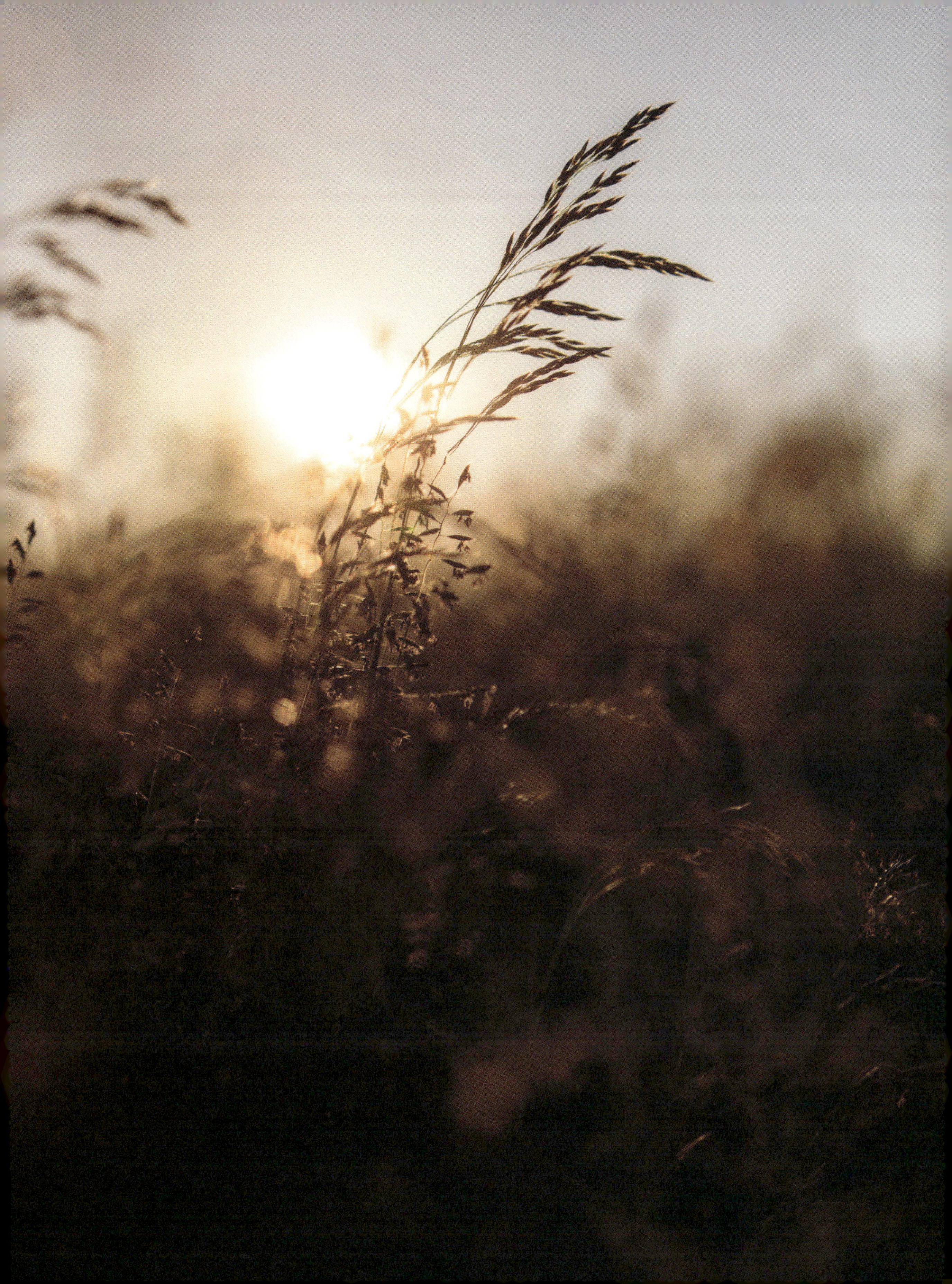

Pranayama

CHANDRA BHEDANA

Chandra Bhedana est une technique de respiration, également connue sous le nom de « respiration lunaire », qui se concentre sur l'inspiration par la narine gauche et l'expiration par la narine droite.
Cette pratique est réputée pour ses effets apaisants et rafraîchissants, aidant à équilibrer les énergies du corps et à calmer l'esprit, ce qui peut être particulièrement bénéfique pour les personnes souffrant d'insomnie.

Les bienfaits

- **Calme le système nerveux et réduit l'anxiété** grâce à l'inhalation par la narine gauche qui stimule l'énergie lunaire (Chandra), associée à la tranquillité et à la relaxation.

- **Réduit le stress** en favorisant une respiration profonde et régulière qui aide à réduire le niveau de cortisol, l'hormone du stress, ce qui favorise aussi un état de calme propice au sommeil.

- **Améliore la qualité du sommeil** en équilibrant les énergies du corps, ce qui peut aider à réguler les cycles de sommeil.

- **Refroidit le corps et l'esprit** via un effet rafraîchissant de la respiration, aidant alors à apaiser les pensées agitées et à préparer le corps à un repos profond et réparateur.

Les étapes

1 Trouvez une position assise confortable, comme la posture du lotus (Padmasana) ou simplement sur une chaise avec les pieds à plat sur le sol. Gardez le dos droit, les épaules détendues et les mains sur les genoux.

2 Fermez doucement les yeux pour favoriser la concentration et calmer l'esprit. Respirez profondément par le nez en remplissant complètement vos poumons, puis expirez lentement.

3 Avec votre pouce droit, bouchez votre narine droite. Les autres doigts de la main peuvent reposer sur votre front ou être pliés dans une position confortable. Inspirez lentement et profondément par la narine gauche, en ressentant l'air frais entrer dans vos poumons. Concentrez-vous sur l'énergie apaisante et rafraîchissante de la respiration.

4 Bouchez la narine gauche avec l'annulaire de la main droite et relâchez le pouce de la narine droite. Expirez lentement et complètement par la narine droite.

5 Répétez le cycle d'inspiration par la narine gauche et d'expiration par la narine droite pendant 5 à 10 min. Maintenez une respiration lente, régulière et contrôlée tout au long de la pratique.

6 Revenez tranquillement à une respiration naturelle. Prenez quelques instants pour observer les sensations dans votre corps et l'état de calme dans votre esprit.

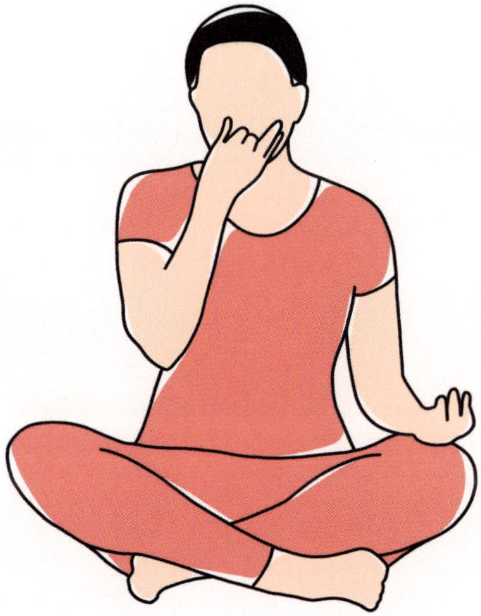

Yoga

LA PINCE

La posture de la pince, ou Paschimottanasana, est une pratique de yoga bénéfique pour divers aspects de la santé, et notamment pour lutter contre l'insomnie.

Les bienfaits

- **Relâche les tensions du corps** en étirant le dos, les épaules et les ischio-jambiers, ce qui est essentiel pour le préparer au repos.
- **Améliore la digestion** en stimulant les organes digestifs, ce qui est un facteur important pour un sommeil de qualité.
- **Réduit le stress et l'anxiété** via la concentration sur la respiration et sur l'étirement du corps, ce qui aide à calmer l'esprit et le prépare à une transition plus douce vers le sommeil.

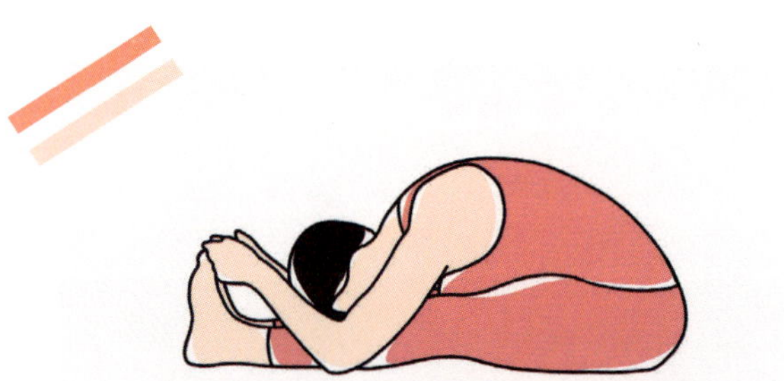

Les étapes

1 Asseyez-vous sur un tapis de yoga, jambes tendues devant vous, pieds fléchis. Votre dos doit être droit et la colonne vertébrale bien alignée.

2 Inspirez profondément, puis penchez-vous en avant depuis les hanches tout en expirant.

3 Attrapez vos pieds ou posez vos mains sur vos tibias, selon votre aisance. Maintenez les jambes tendues, les pieds ramenés vers vous et les orteils pointés vers le haut.

4 Inspirez et étirez-vous plus profondément, en gardant le dos droit et le cou aligné avec la colonne vertébrale et en regardant droit devant vous. Expirez en approfondissant l'inclinaison vers l'avant.

5 Restez dans cette posture pendant 20 respirations profondes. Relaxez-vous et libérez toutes les tensions musculaires pour favoriser une détente propice au sommeil.

Yoga

LE BÉBÉ HEUREUX

La posture du bébé heureux, ou Ananda Balasana, est idéale pour lutter contre l'insomnie car elle favorise la détente et la relaxation.

Les bienfaits

- **Relaxe le corps** en étirant les hanches, l'intérieur des cuisses et le bas du dos, ce qui aide à relâcher les tensions.

- **Calme l'esprit** en réduisant le stress et l'anxiété.

- **Favorise une meilleure circulation sanguine.**

- **Prépare au sommeil** et facilite un sommeil réparateur en apaisant à la fois le corps et l'esprit.

Les étapes

1 Allongez-vous sur le dos sur un tapis de yoga et prenez quelques respirations profondes pour vous détendre.

2 Pliez les genoux, ramenez-les vers votre poitrine, puis ouvrez-les vers l'extérieur. Attrapez les bords extérieurs de vos pieds. Si nécessaire, tenez vos chevilles ou utilisez une sangle.

3 Étirez doucement : avec les bras, tirez doucement vos pieds vers le bas en direction de vos aisselles, les chevilles au-dessus des genoux formant un angle de 90°.

4 Relâchez les épaules et la tête sur le sol, respirez profondément et régulièrement. Maintenez la position pendant 1 à 3 min.

5 Relâchez vos pieds et laissez vos jambes revenir doucement à la position de départ. Restez allongé quelques instants pour savourer la relaxation avant de vous lever lentement.

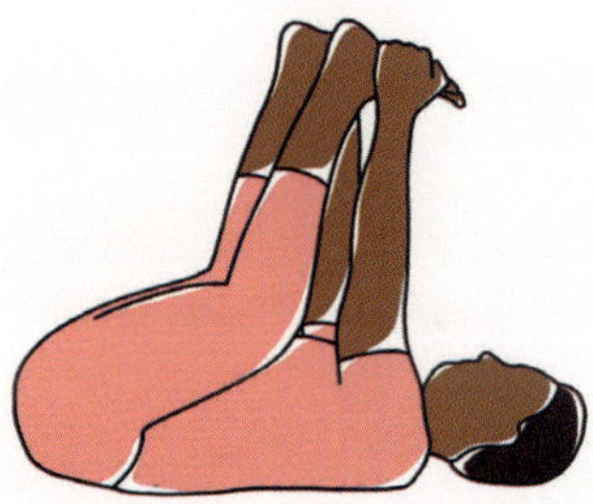

Yoga

LA TORSION ALLONGÉE

La posture de la torsion allongée, ou Supta Matsyendrasana, est une excellente position pour aider à calmer l'esprit et préparer le corps au sommeil grâce à la torsion de la colonne vertébrale qui détend et évacue les tensions présentes dans cette zone.

Les bienfaits

- **Détend la colonne vertébrale** en l'étirant doucement, ce qui aide à relâcher les tensions accumulées dans le dos.

- **Améliore la digestion** en stimulant les organes internes, ce qui peut aider à un sommeil plus reposant.

- **Permet une relaxation profonde** en apaisant le système nerveux, réduisant ainsi le stress et l'anxiété.

- **Prépare à un sommeil réparateur** en conférant une sensation de bien-être général du corps et de l'esprit.

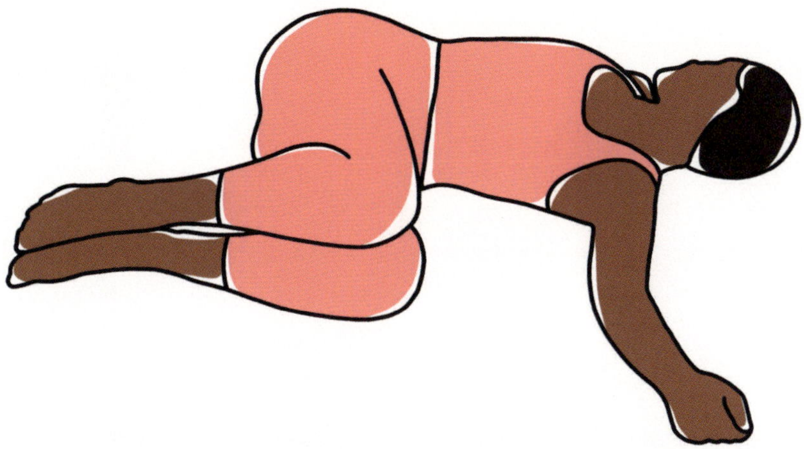

Les étapes

1 Allongez-vous sur le dos sur un tapis de yoga, en vous assurant d'avoir suffisamment d'espace autour de vous. Prenez quelques respirations profondes pour vous centrer.

2 Pliez les genoux et ramenez-les vers votre poitrine. Étendez les bras en croix sur le sol, paumes vers le bas.

3 Laissez vos genoux tomber lentement vers la droite, en gardant les épaules bien ancrées au sol. Tournez la tête vers la gauche pour une torsion complète de la colonne vertébrale. Respirez profondément et régulièrement, en maintenant cette position pendant 1 à 3 min. Sentez l'étirement le long de votre colonne vertébrale et la détente dans vos muscles.

4 Ramenez lentement vos genoux au centre, puis laissez-les tomber vers la gauche, en tournant cette fois-ci la tête vers la droite. Maintenez la position pendant 1 à 3 min, en respirant profondément.

5 Ramenez vos genoux au centre et allongez vos jambes sur le sol. Prenez quelques instants pour savourer la relaxation avant de vous relever lentement.

Recette ayurvédique

LAIT D'OR AU CURCUMA

Voici une recette simple et naturelle qui, en plus d'être délicieuse, est aussi pleine de bienfaits pour vous aider à combattre l'insomnie et favoriser un sommeil réparateur. Le lait chaud aide naturellement à détendre le corps et l'esprit, ce qui est bénéfique pour l'endormissement.

Pour 1 tasse
Préparation : 5 min
Cuisson : 5 min

Ingrédients
- 1 tasse de lait (lait d'amande, de coco, ou de vache, selon votre préférence)
- ½ c. à c. de curcuma moulu
- ½ c. à c. de noix de muscade moulue
- 1 pincée de gingembre moulu
- 1 c. à c. de miel

Préparation

Dans une casserole, faites chauffer le lait à feu moyen. Ajoutez les épices et mélangez bien. Laissez mijoter pendant quelques minutes en remuant de temps en temps et en vous assurant de ne pas laisser le mélange bouillir.

Retirez du feu et ajoutez le miel. Remuez jusqu'à ce qu'il soit bien dissous.

Versez le lait dans une tasse. Vous pouvez le filtrer au préalable si vous préférez une texture plus lisse.

Consommation

Buvez ce lait d'or 1 h avant de vous coucher pour apaiser votre esprit et ainsi favoriser un sommeil réparateur.

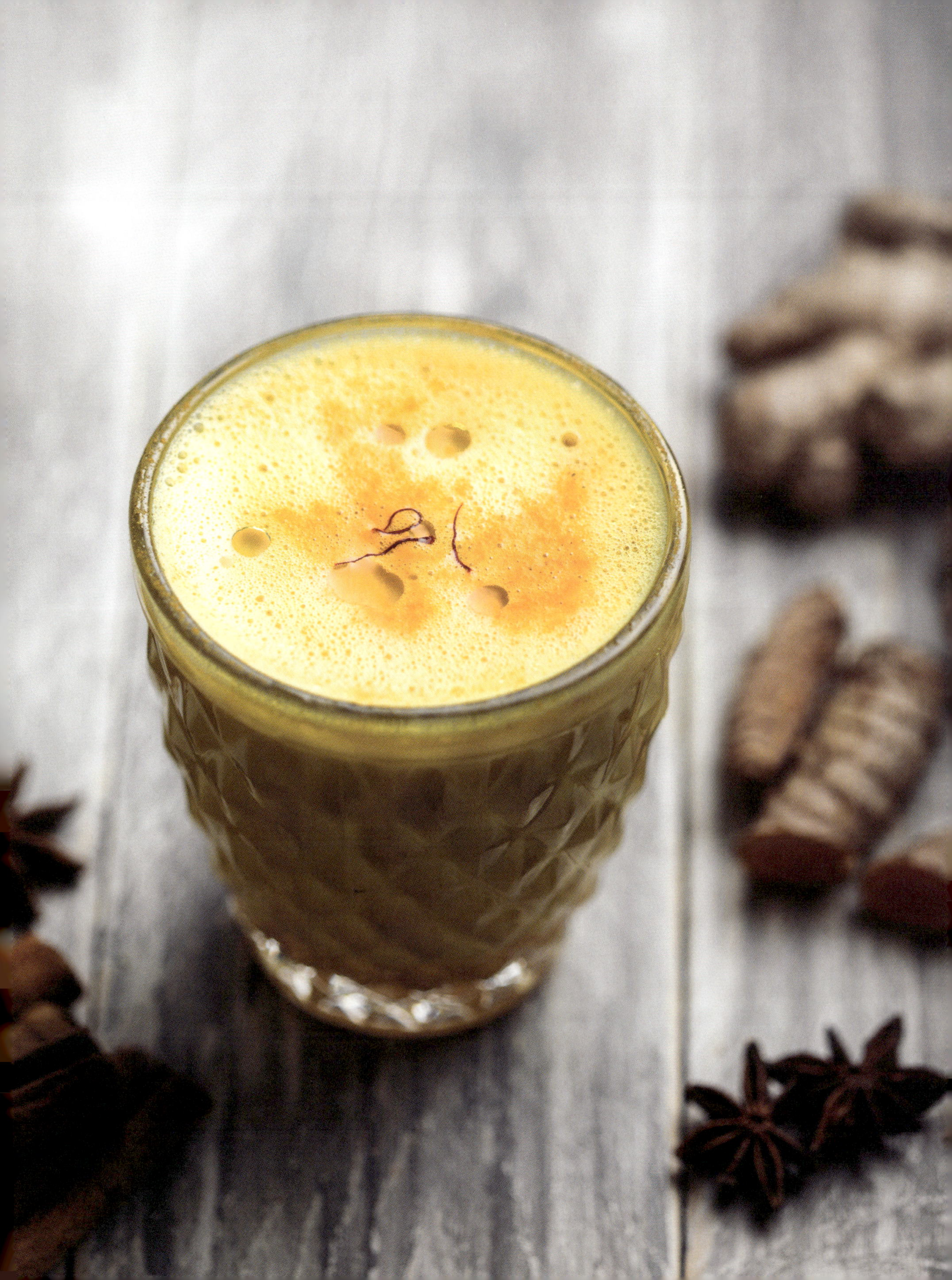

Recette ayurvédique

SMOOTHIE À LA BANANE ET AUX ÉPICES

Ce smoothie est spécialement conçu pour calmer l'esprit, améliorer la qualité du sommeil et réduire l'insomnie grâce aux différents ingrédients naturels ayurvédiques sélectionnés pour leurs propriétés apaisantes. Pour en bénéficier pleinement, intégrez-le à votre routine du soir.

Pour 1 verre
Préparation : 5 min

Ingrédients
- 1 banane mûre
- 1 tasse de lait d'amande (ou tout autre lait végétal de votre choix)
- ½ c. à c. de cardamome moulue
- ¼ c. à c. de noix de muscade moulue
- 1 c. à s. de miel (optionnel, selon votre goût)

Préparation

Pelez la banane et coupez-la en morceaux. Mettez-les dans un blender, ajoutez le lait d'amande, la cardamome et la noix de muscade, puis le miel si vous le souhaitez.

Mixez tous les ingrédients jusqu'à obtenir une consistance lisse et crémeuse.

Versez le smoothie dans un verre et dégustez immédiatement.

Attention, contre-indication :

La noix de muscade ne convient pas aux femmes enceintes. Retirez-la de la recette si vous l'êtes.

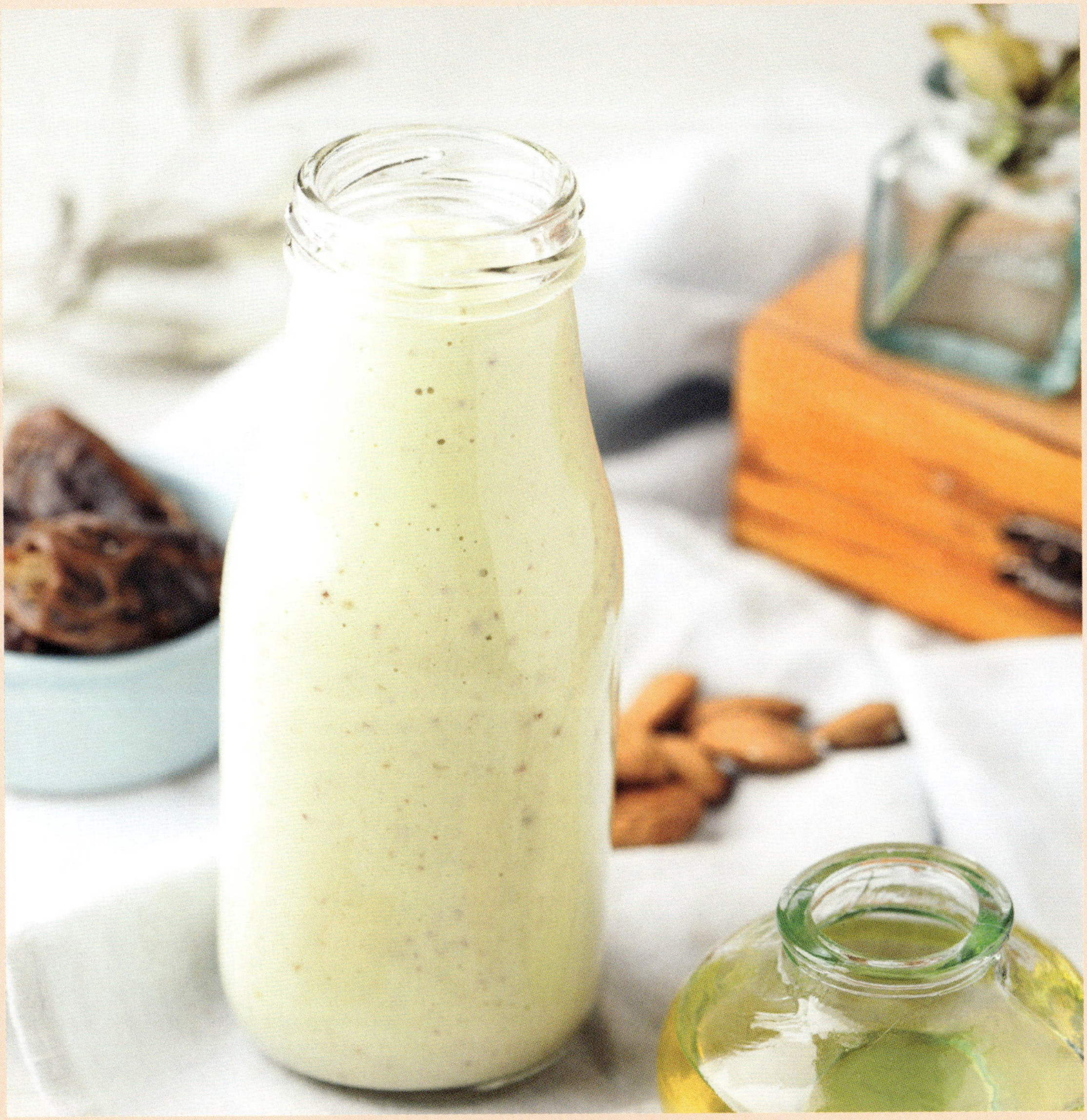

Ce qu'il y a dans votre tasse

La banane, riche en tryptophane, un acide aminé qui aide à la production de sérotonine et de mélatonine, les hormones du sommeil. **Le lait d'amande** qui contient du magnésium, un minéral favorisant la relaxation musculaire et nerveuse. **Les amandes**, source de magnésium et de protéines qui stabilisent le taux de sucre dans le sang, favorisant un sommeil plus réparateur. **La cardamome**, qui aide à calmer l'esprit grâce à ses propriétés relaxantes et apaisantes. **La noix de muscade**, qui possède des propriétés sédatives aidant à induire le sommeil. **Le miel**, un édulcorant naturel qui peut aider à augmenter les niveaux d'insuline et à permettre au tryptophane de mieux pénétrer dans le cerveau.

Réduire le stress

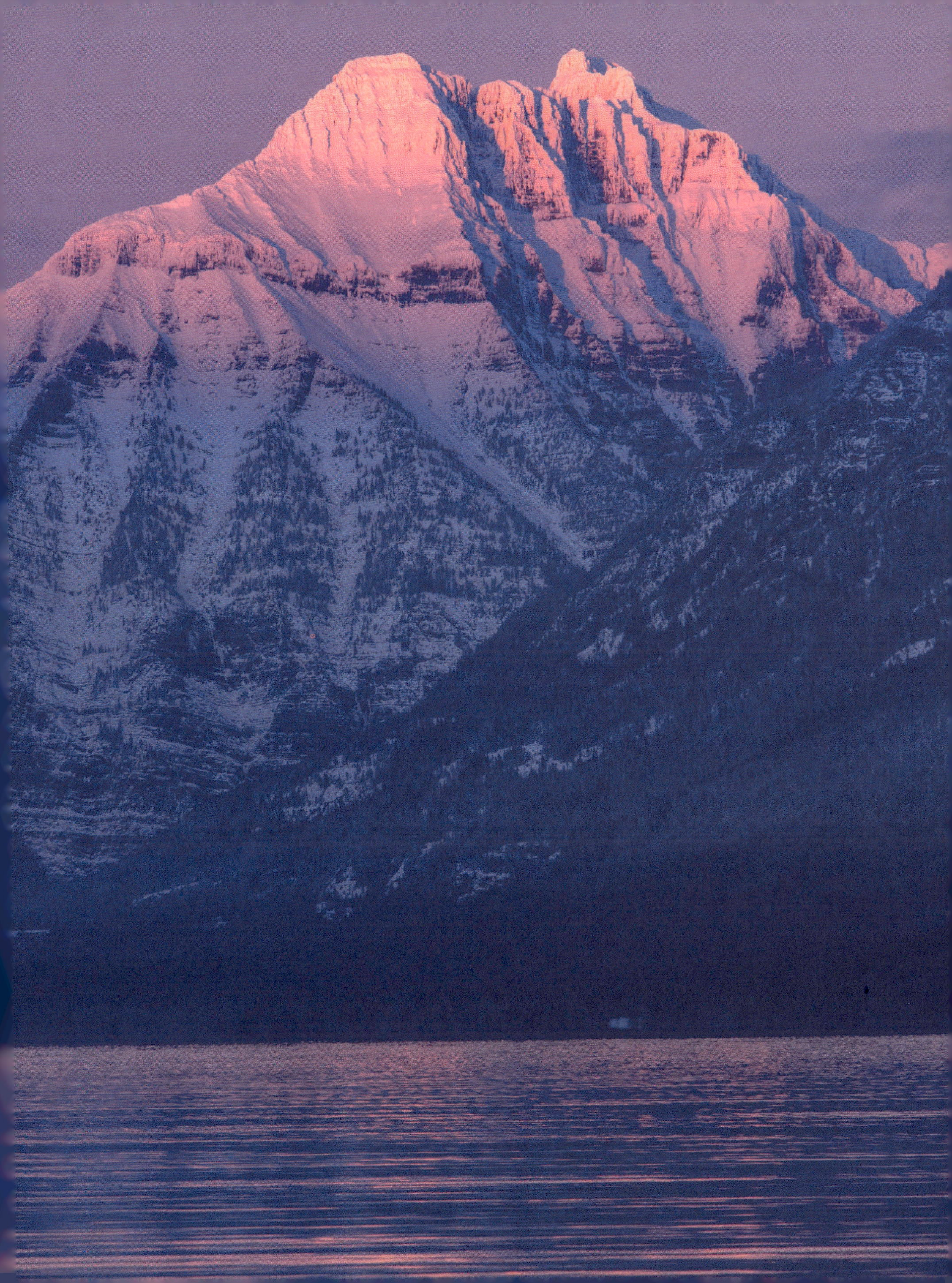

Yoga

LA MONTAGNE

La posture de la montagne, ou Tadasana, est une posture de base en yoga : elle pose les fondements d'une pratique équilibrée et consciente. Elle peut sembler simple, mais elle est puissante et fondamentale pour établir un sentiment de stabilité et d'équilibre. Intégrer Tadasana dans votre routine de yoga quotidienne peut grandement contribuer à réduire votre stress et à améliorer votre bien-être général.

Les bienfaits

- **Renforce la stabilité et l'équilibre** en ancrant fermement les pieds au sol, ce qui aide à développer un sentiment de stabilité et de centrage, essentiel pour calmer l'esprit.

- **Encourage une respiration profonde et régulière**, ce qui aide à activer le système nerveux parasympathique et à réduire le stress.

- **Favorise une prise de conscience corporelle** qui aide à relâcher les tensions et à améliorer sa posture.

- **Permet une relaxation mentale** en offrant un moment de calme et de pleine conscience, permettant de se libérer des pensées stressantes et de se recentrer.

Les étapes

1 Tenez-vous debout, les pieds joints ou légèrement écartés à la largeur des hanches. Distribuez votre poids de manière égale sur les deux pieds, en sentant bien le contact avec le sol.

2 Engagez les muscles des cuisses en les soulevant doucement. Rentrez légèrement le coccyx pour allonger le bas du dos. Ouvrez la poitrine en soulevant le sternum et en relâchant les épaules vers l'arrière et vers le bas. Laissez les bras pendre naturellement le long du corps, les paumes tournées vers l'avant.

3 Fixez un point devant vous pour maintenir votre équilibre. Respirez profondément et régulièrement, en synchronisant chaque mouvement avec votre souffle.

4 Prenez conscience de chaque partie de votre corps, en partant des pieds jusqu'au sommet de la tête, et ressentez la connexion avec la terre.

5 Restez dans la posture pendant 1 à 3 min, en vous concentrant sur votre respiration et votre alignement.

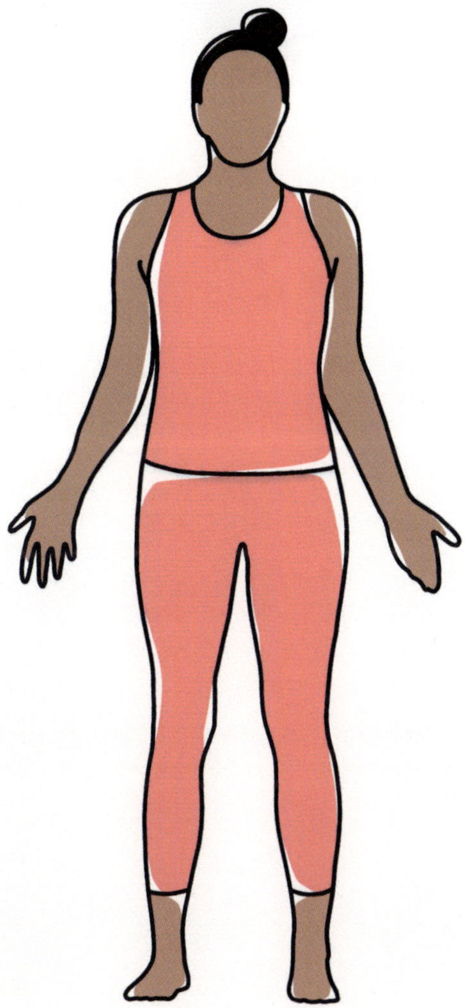

Yoga

L'ARBRE

La posture de l'arbre, ou Vrikshasana, est une posture équilibrante qui aide à améliorer la concentration, l'équilibre intérieur et la stabilité mentale. Elle est donc particulièrement bénéfique pour calmer le stress et apaiser l'esprit.

Les bienfaits

- **Améliore l'équilibre et la concentration** ce qui aide à stabiliser l'esprit et favorise la clarté mentale. La concentration sur l'équilibre intérieur réduit les pensées dispersées et les distractions mentales, ce qui favorise une sensation de calme.

- **Renforce les jambes et les chevilles,** contribuant à une base physique solide et stable, ce qui peut engendrer une sensation de sécurité et de confiance.

- **Stimule le système nerveux parasympathique** responsable de la relaxation, en encourageant une respiration profonde et contrôlée.

- **Augmente la stabilité mentale** en se concentrant sur la stabilité du corps, ce qui aide à cultiver une tranquillité intérieure et une résilience mentale, essentielles pour gérer le stress quotidien.

Les étapes

1 Tenez-vous debout, les pieds joints et les bras le long du corps en posture de la montagne, ou Tadasana (voir p. 93). Distribuez votre poids de manière égale sur les deux pieds en les ancrant fermement au sol.

2 Transférez doucement votre poids sur le pied gauche. Pliez le genou droit et placez la plante du pied droit contre l'intérieur de la cuisse gauche. Si cela est difficile, placez le pied contre l'intérieur du mollet, mais évitez de le poser directement sur le genou.

3 Assurez-vous que votre bassin est bien aligné et que votre colonne vertébrale est droite. Pressez doucement le pied droit contre la cuisse gauche pour créer une tension qui aide à stabiliser la posture.

4 Joignez les paumes de vos mains devant votre poitrine en position de prière (Anjali Mudra). Si vous vous sentez stable, levez les bras au-dessus de la tête, les paumes toujours jointes, ou séparées et parallèles, paumes face à face.

5 Fixez un point immobile devant vous pour maintenir l'équilibre. Respirez profondément et régulièrement en synchronisant chaque mouvement avec votre souffle. Concentrez-vous sur votre stabilité et votre tranquillité intérieure. Maintenez la posture pendant 1 à 2 min, ou aussi longtemps que vous vous sentez confortable et stable.

6 Pour sortir de la posture, ramenez doucement le pied droit au sol et revenez à Tadasana.

7 Répétez les mêmes étapes de l'autre côté en transférant le poids sur le pied droit et en plaçant le pied gauche contre la cuisse droite.

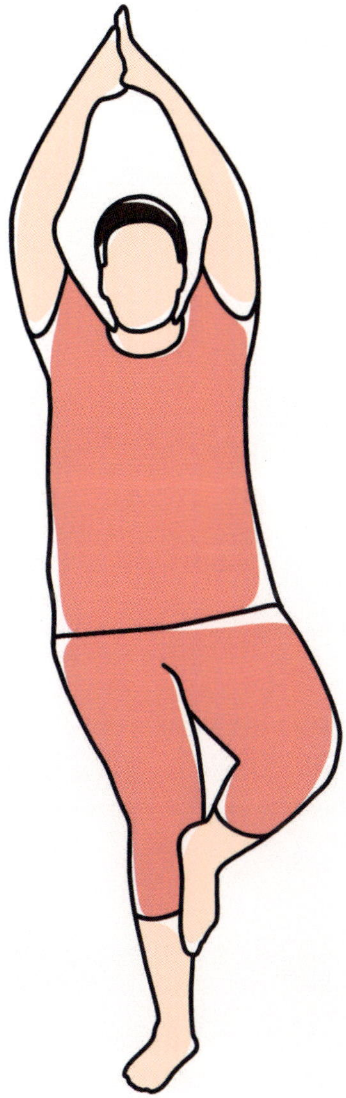

Yoga

LE PIGEON (AVEC BOLSTER)

La posture du pigeon, ou Eka Pada Rajakapotasana, est particulièrement bénéfique pour réduire le stress. Lorsqu'elle est pratiquée avec un bolster ou un support, elle peut offrir un confort supplémentaire et permettre un étirement plus profond. La posture devient alors encore plus apaisante, permettant un relâchement intense des tensions et une respiration plus ample et relaxante.

Les bienfaits

- **Ouvre les hanches** en les étirant profondément et **relâche les tensions accumulées**, ce qui est souvent une cause de stress physique et émotionnel.

- **Active le système nerveux parasympathique** en encourageant une respiration profonde et contrôlée, ce qui favorise la relaxation et réduit le stress.

- **Cultive une tranquillité intérieure et un apaisement mental**, essentiels pour gérer le stress quotidien, en se concentrant sur la stabilité et le relâchement des tensions.

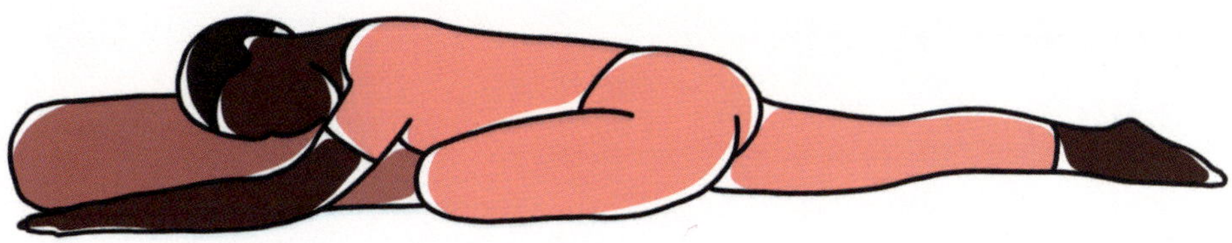

Les étapes

1 Mettez-vous à quatre pattes sur un tapis de yoga. Faites doucement glisser le genou droit vers l'avant, en le plaçant derrière le poignet droit. Placez le tibia en diagonale par rapport au buste, de sorte que le pied gauche soit proche de la main droite.

2 Étendez la jambe gauche vers l'arrière, en gardant la hanche gauche alignée et tournée vers le sol.

3 Placez un bolster ou un petit coussin sous la hanche droite pour un soutien supplémentaire. Cela permet de maintenir les hanches au même niveau et d'éviter toute tension excessive sur les articulations.

4 Placez un autre bolster ou coussin devant vous, à portée de votre buste. Marchez les mains vers l'avant du tapis et posez votre buste sur le bolster. Si cela est confortable, abaissez votre front sur le support, en allongeant les bras devant vous. Sinon, vous pouvez croiser les bras et reposer votre front sur vos avant-bras.

5 Fixez un point immobile devant vous ou fermez les yeux pour vous aider à vous concentrer. Respirez profondément et régulièrement. Concentrez-vous sur le relâchement des tensions dans les hanches et dans le bas du dos. Maintenez la posture 1 à 3 min, ou aussi longtemps que vous vous sentez confortable et stable.

6 Pour sortir de la posture, poussez doucement sur les mains pour soulever le torse et ramenez le genou droit en arrière vers un quatre pattes.

7 Répétez les mêmes étapes de l'autre côté en plaçant le genou gauche vers l'avant et en étendant la jambe droite vers l'arrière.

Recette ayurvédique

KITCHARI AUX LENTILLES VERTES (POUR VATA)

Le kitchari est un plat traditionnel ayurvédique connu pour ses propriétés équilibrantes et purifiantes. Il est souvent utilisé pour détoxifier le corps et équilibrer les doshas. Voici une recette de kitchari spécialement adaptée pour les personnes ayant un déséquilibre Vata, en utilisant des lentilles vertes.

Pour 2 personnes
Préparation : 15 min
Cuisson : 30 à 40 min
Repos : 4 à 6 h

Ingrédients

- 1 tasse de lentilles vertes
- 1 c. à s. de bicarbonate de soude
- ½ tasse de riz basmati
- 1 c. à s. de ghee ou d'huile de coco
- 1 c. à c. de graines de cumin
- 1 c. à c. de graines de fenouil
- ½ c. à c. de curcuma moulu
- ½ c. à c. de coriandre moulue
- 1 petit morceau de gingembre frais, râpé
- 4 à 6 tasses d'eau (selon la consistance désirée)
- Coriandre fraîche (facultatif)
- Sel

Préparation

Faites tremper les lentilles dans de l'eau additionnée de bicarbonate pour aider à réduire l'acidité et les effets gazeux pendant au moins 4 à 6 h. À l'issue de ce temps-là, rincez bien les lentilles à l'eau claire, puis égouttez-les et réservez-les.

Rincez le riz basmati jusqu'à ce que l'eau soit claire pour enlever l'excès d'amidon. Égouttez-le et réservez-le.

Faites chauffer le ghee ou l'huile de coco dans une grande casserole à feu moyen. Ajoutez les graines de cumin et de fenouil et faites-les griller jusqu'à ce qu'elles crépitent.

Incorporez le curcuma, la coriandre et le gingembre, puis mélangez bien.

Ajoutez les lentilles, ainsi que le riz, et mélangez pour bien enrober le tout.

Versez de l'eau à hauteur et portez à ébullition, puis réduisez le feu et laissez mijoter, en couvrant partiellement, pendant 30 à 40 min, ou jusqu'à ce que les lentilles et le riz soient tendres et que le mélange ait atteint la consistance désirée.

Salez selon votre goût et ajoutez éventuellement de la coriandre si vous le souhaitez.

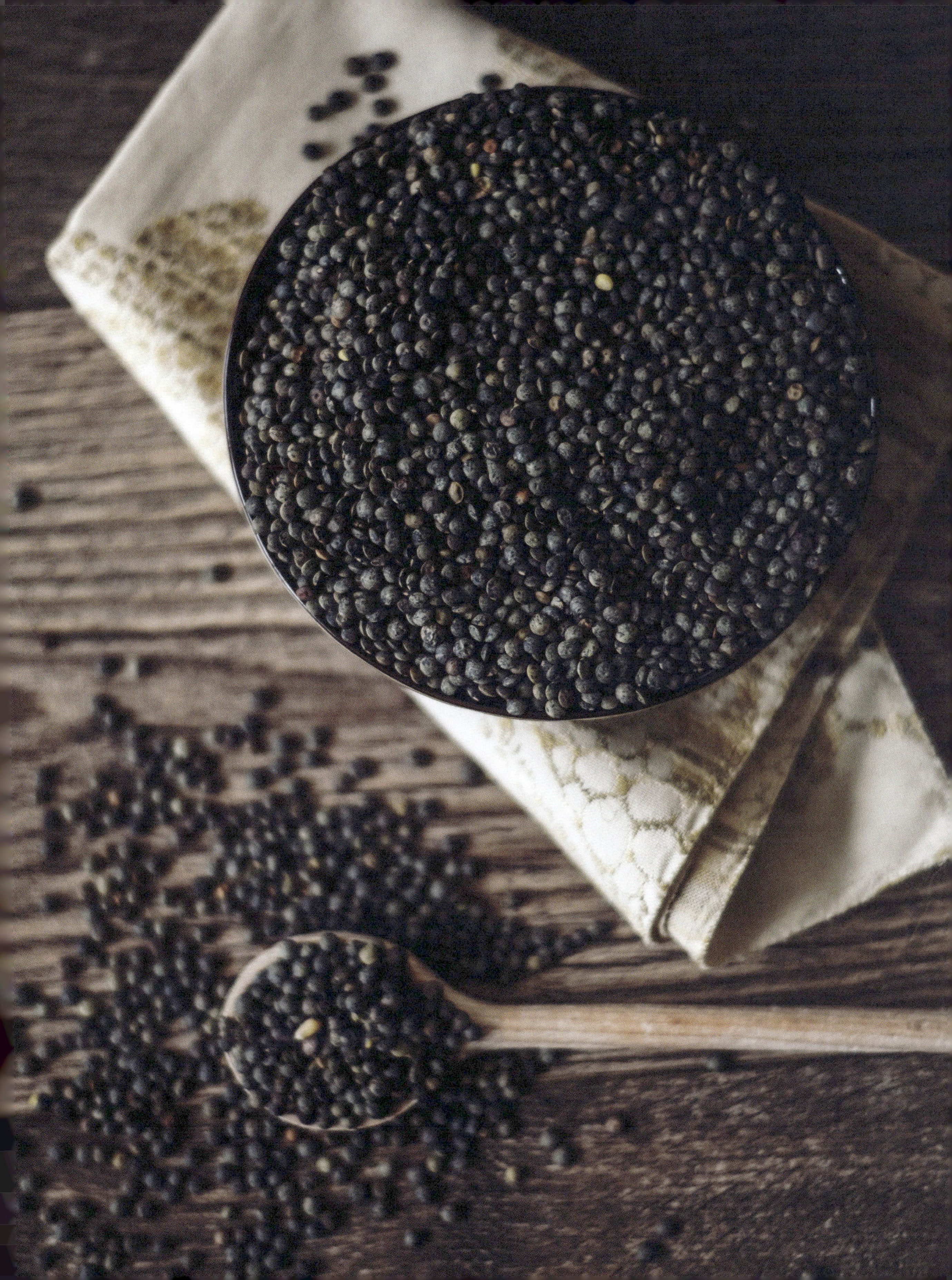

Soulager les crampes utérines

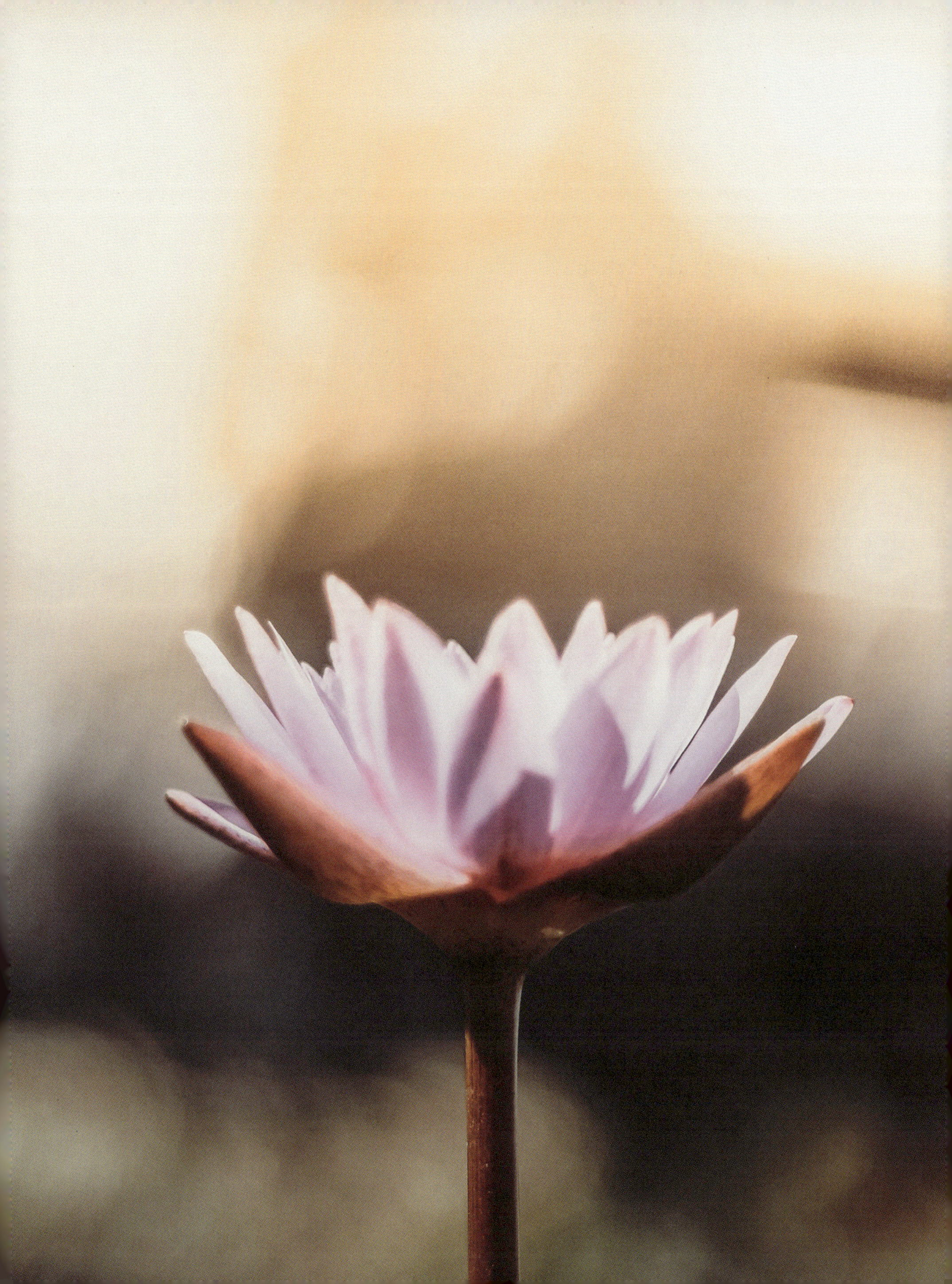

Yoga

L'ANGLE LIÉ ALLONGÉ

La posture de l'angle lié allongé, ou Supta Baddha Konasana, est particulièrement bénéfique pour soulager les crampes utérines. En effet, elle permet une ouverture douce des hanches et du bassin, favorisant la détente des muscles abdominaux et la réduction des douleurs menstruelles.

Les bienfaits

- **Ouvre le bassin et les hanches en douceur**, ce qui aide à libérer les tensions musculaires accumulées dans cette zone.

- **Améliore la circulation sanguine**, notamment dans la région pelvienne, ce qui peut aider à réduire les douleurs menstruelles.

- **Relaxe profondément** en encourageant une respiration consciente, ce qui aide à calmer le système nerveux et à réduire le stress, un facteur qui aggrave les crampes.

- **Réduit les tensions abdominales** en étirant et en relâchant les muscles de l'abdomen, ce qui permet de soulager les spasmes et les crampes utérines.

Conseil

N'hésitez pas à utiliser des accessoires comme des blocs de yoga, des couvertures ou des coussins pour soutenir vos genoux et votre dos. Le confort est essentiel pour maximiser les bienfaits de cette posture.

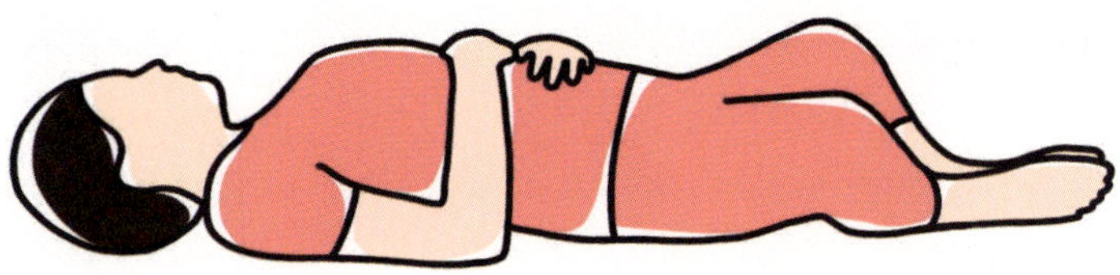

Les étapes

1 Asseyez-vous sur un tapis de yoga, genoux pliés et pieds à plat sur le sol. Rapprochez les plantes de vos pieds l'une contre l'autre et laissez vos genoux s'ouvrir sur les côtés, formant un losange avec vos jambes.

2 Allongez-vous doucement sur le dos tout en maintenant la position des jambes. Vous pouvez utiliser des coussins ou des couvertures pliées sous vos genoux pour un soutien supplémentaire, ce qui aidera à réduire la tension dans les hanches. Assurez-vous que votre colonne vertébrale est alignée et que vos épaules sont détendues.

3 Placez vos bras le long du corps, paumes tournées vers le haut. Vous pouvez également poser les mains sur le bas de votre abdomen pour apporter une sensation de chaleur et de réconfort à cette zone.

4 Fermez les yeux, respirez profondément et régulièrement. Concentrez-vous sur chaque inspiration et chaque expiration, en laissant votre abdomen se détendre.

5 Restez dans cette position pendant 5 à 10 min pour permettre de relâcher toutes les tensions.

Yoga

L'ANGLE ALLONGÉ (CONTRE UN MUR)

La posture de l'angle allongé, ou Supta Upavistha Konasana, est une posture de yoga relaxante qui peut être utilisée pour soulager les crampes utérines et favoriser la détente. Lorsqu'elle est pratiquée contre un mur, elle permet une ouverture douce des jambes et du bassin tout en offrant un soutien supplémentaire pour le dos et les hanches.

Les bienfaits

- **Ouvre doucement les hanches et le bassin**, aidant à libérer les tensions musculaires accumulées dans cette zone.

- **Soutient et stabilise** grâce à l'utilisation du mur, permettant ainsi au corps de se détendre complètement sans avoir à maintenir l'équilibre.

- **Améliore la circulation**, notamment dans la région pelvienne, ce qui peut aider à réduire les douleurs menstruelles et les crampes.

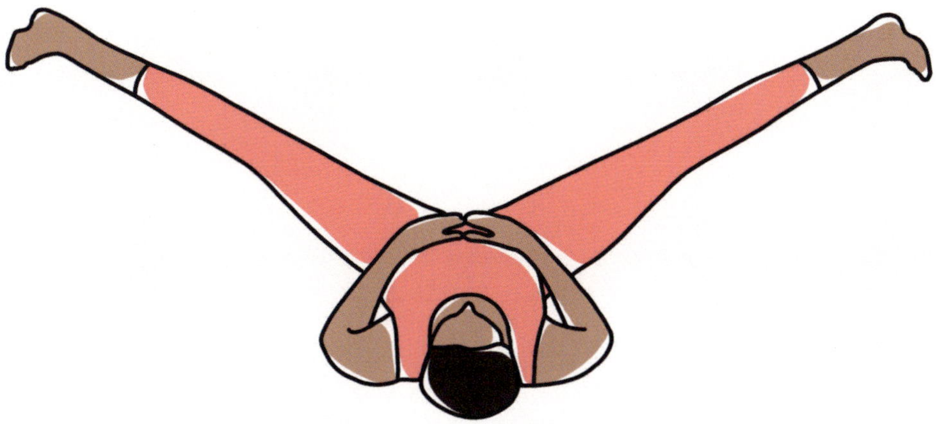

Les étapes

1 Trouvez un espace calme et propre près d'un mur. Asseyez-vous à environ 15-20 cm ce dernier, les jambes étendues devant vous.

2 Tournez-vous sur le côté et allongez-vous sur le dos, en rapprochant vos hanches du mur. Levez les jambes et placez-les contre le mur, en les écartant doucement en forme de «V» pour entrer dans la position Upavistha Konasana. Ajustez votre distance par rapport au mur pour trouver une position confortable où vos jambes peuvent s'étendre sans effort.

3 Assurez-vous que votre dos est plat sur le sol et que vos épaules sont détendues. Si nécessaire, placez un coussin ou une couverture pliée sous vos hanches ou au niveau du bas du dos pour plus de soutien.

4 Étendez vos bras le long du corps, paumes tournées vers le haut, ou placez vos mains sur votre abdomen pour ressentir les mouvements de votre respiration.

5 Fermez les yeux et respirez profondément et régulièrement. Concentrez-vous sur chaque inspiration et chaque expiration, permettant à vos muscles de se détendre.

6 Restez dans cette position pendant 5 à 10 min, ou aussi longtemps que vous vous sentez confortable.

Yoga

LE PAPILLON (AVEC BOLSTER)

La posture du papillon, ou Baddha Konasana, est bénéfique pour soulager les crampes utérines et favoriser la relaxation des muscles pelviens. Elle aide à ouvrir les hanches et à améliorer la circulation sanguine dans la région pelvienne, ce qui peut réduire la douleur associée aux menstruations. Pour un confort supplémentaire et un étirement plus profond, vous pouvez utiliser un coussin ou un bolster pour soutenir votre buste.

Les bienfaits

- **Ouvre les hanches et le bassin en douceur,** ce qui peut libérer les tensions musculaires accumulées dans la région pelvienne.

- **Améliore la circulation sanguine**, notamment dans la région pelvienne, ce qui aide à réduire les douleurs menstruelles et les crampes.

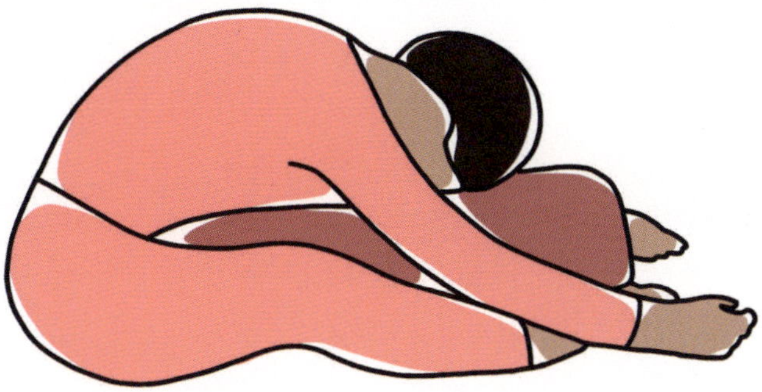

Les étapes

1 Asseyez-vous sur un tapis de yoga, les jambes étendues devant vous. Pliez les genoux et ramenez les plantes de vos pieds l'une contre l'autre, en rapprochant les talons le plus près possible de votre bassin.

2 Laissez vos genoux tomber de chaque côté, en direction du sol. Si vos hanches sont très serrées, placez des coussins ou des blocs de yoga sous vos genoux pour un soutien supplémentaire.

3 Saisissez vos pieds avec vos mains, en tenant vos gros orteils ou en entrelaçant vos doigts autour de vos pieds. Allongez votre colonne vertébrale en redressant votre dos et en tirant doucement vos épaules vers l'arrière et vers le bas.

4 Placez un bolster, un coussin ou une couverture roulée devant vous. Ajustez la hauteur en fonction de votre flexibilité et de votre confort. En inspirant, allongez votre colonne vertébrale vers le haut. En expirant, penchez-vous doucement vers l'avant à partir des hanches, en posant votre buste sur le coussin ou le bolster. Vous pouvez reposer votre front sur le coussin ou tourner la tête sur le côté pour plus de confort.

5 Fermez les yeux et respirez profondément et régulièrement. Concentrez-vous sur chaque inspiration et chaque expiration, en laissant vos hanches et votre bas-ventre se détendre.

6 Restez dans cette position pendant 1 à 5 min pour permettre à vos muscles de se relâcher progressivement.

Recettes ayurvédiques

TISANES CONTRE LES CRAMPES UTÉRINES

En intégrant ces deux tisanes dans votre routine, vous pouvez trouver un soulagement naturel et efficace contre les crampes utérines, améliorant ainsi votre confort et votre bien-être général pendant les menstruations.

Pour 1 personne
Préparation : 5 min
Infusion : 10 à 15 min

Ingrédients

Sauge, curcuma et mélisse

- 1 c. à s. de feuilles de sauge séchées
- 1 c. à s. de feuilles de mélisse séchées
- 1 c. à c. de curcuma moulu
- 50 cl d'eau
- 1 c. à c. de miel (facultatif)

Sauge, laurier et tilleul

- 1 c. à s. de feuilles de sauge séchées
- 2 feuilles de laurier
- 1 c. à s. de fleurs de tilleul séchées
- 50 cl d'eau
- 1 c. à c. de miel (facultatif)

Préparation

Choisissez votre tisane et, en fonction, placez les feuilles nécessaires ainsi que les fleurs ou les épices, dans une casserole. Ajoutez l'eau froide et faites chauffer à feu moyen jusqu'à ce que l'eau commence à frémir. Couvrez et laissez infuser 10 à 15 min.

Filtrez la tisane pour retirer les feuilles, versez-la dans une tasse et ajoutez le miel si vous le souhaitez.

Buvez votre tisane bien chaude, une à deux fois par jour.

Conseil

Respectez bien le départ à froid, il permet de préserver les propriétés des plantes.

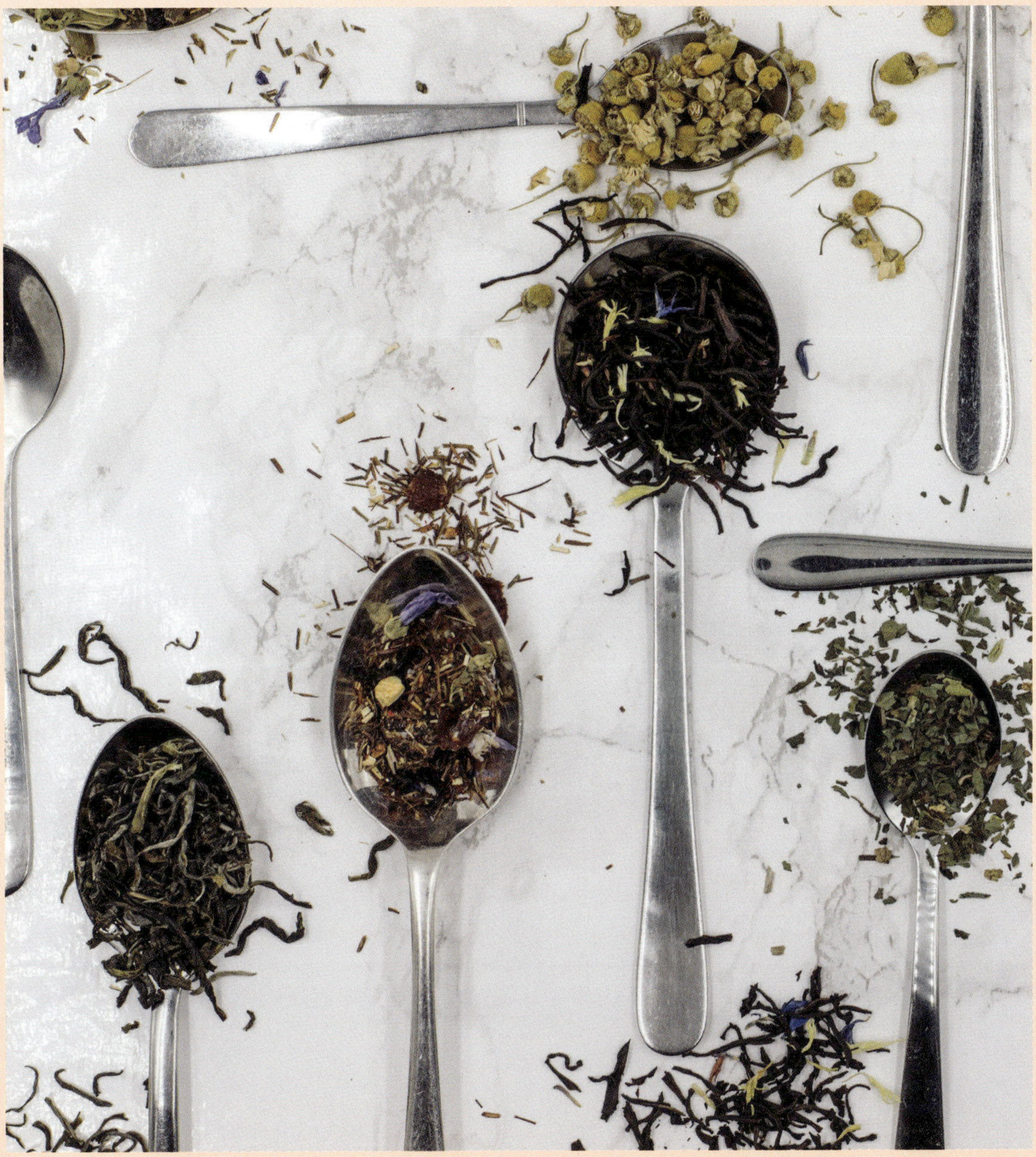

Ce qu'il y a dans votre tasse

La sauge, anti-inflammatoire et antispasmodique, réduit les spasmes et les douleurs menstruelles. **Le curcuma et le laurier** sont tous deux analgésiques et anti-inflammatoires, ils diminuent l'inflammation et apaisent les douleurs menstruelles. **La mélisse**, grâce à ses propriétés antispasmodiques, calme, détend les muscles et réduit les spasmes. **Le tilleul**, calmant et relaxant, réduit les spasmes musculaires et apaise l'esprit.

Calmer les bouffées de chaleur

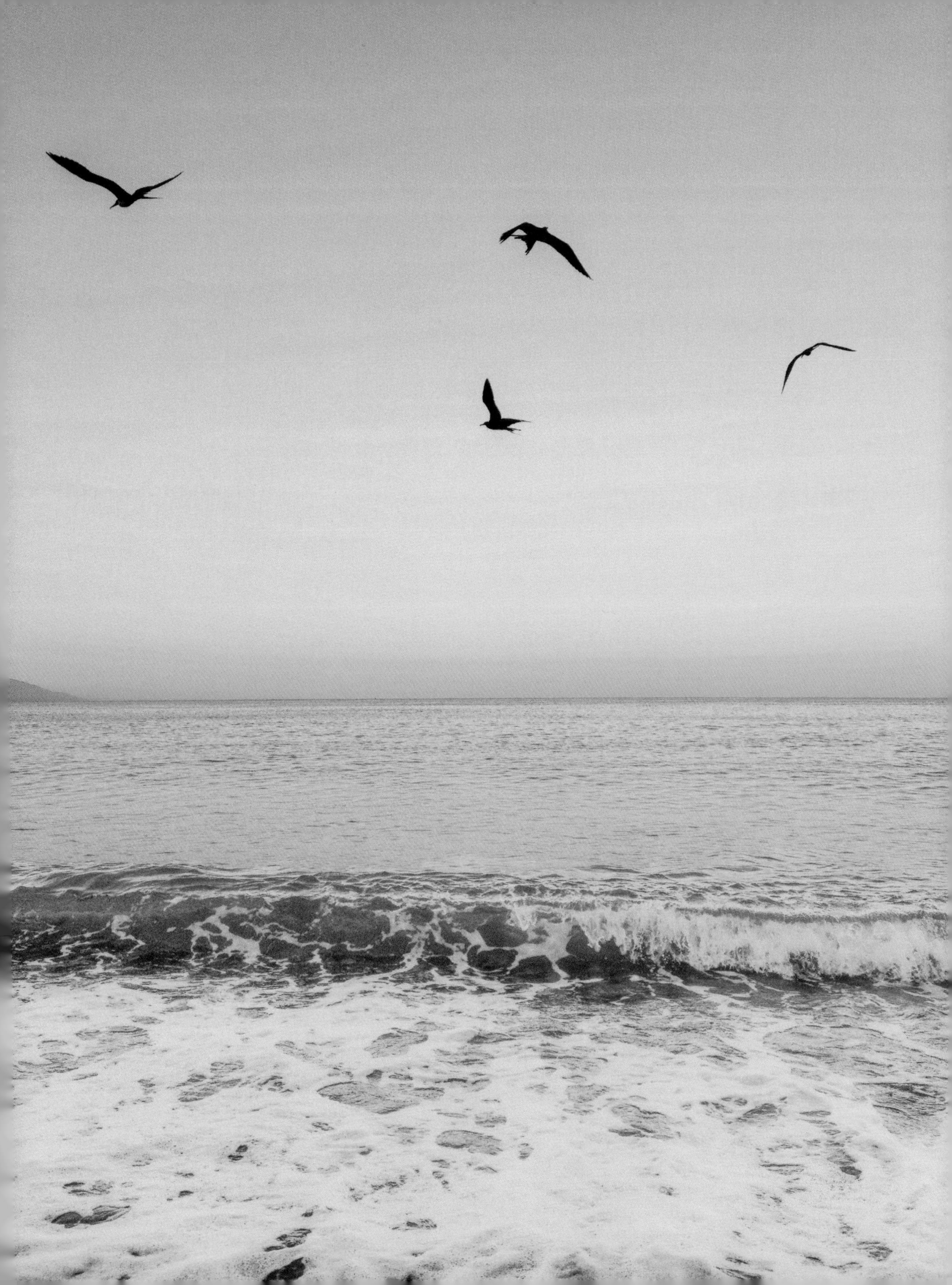

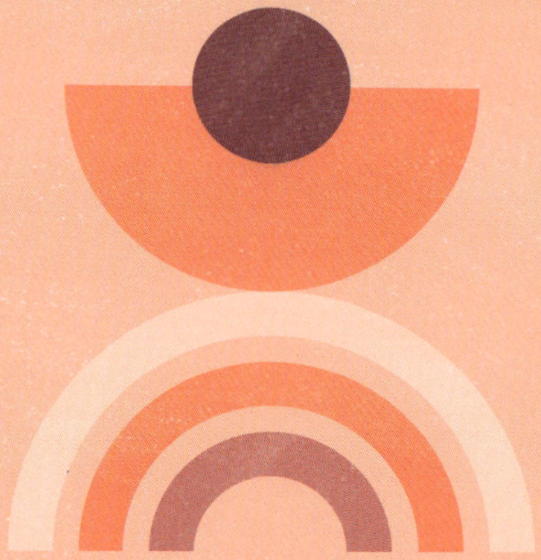

BOUFFÉES DE CHALEUR

Les bouffées de chaleur sont des sensations soudaines de chaleur intense qui se propagent sur le visage, le cou et la poitrine, souvent accompagnées de rougeurs, de transpiration et parfois de palpitations. Ce sont les symptômes les plus courants de l'arrivée de la ménopause, affectant environ 75 % des femmes en péri-ménopause. Elles sont principalement causées par une diminution des niveaux d'œstrogènes qui perturbe le système de régulation thermique du corps, contrôlé par l'hypothalamus dans le cerveau.

La consommation d'alcool, de caféine et d'aliments épicés, ainsi que des repas trop lourds, peuvent déclencher et aggraver les bouffées de chaleur.

Pranayama

SITALI

Sitali, ou « respiration rafraîchissante », est une technique de respiration yogique efficace pour abaisser la température corporelle et calmer les bouffées de chaleur. Vous pouvez la pratiquer en tailleur sur un tapis de yoga, ou sur une chaise.

Conseils pratiques

- **Répétez régulièrement cette respiration** en l'intégrant dans votre routine quotidienne, surtout pendant les périodes de forte chaleur ou lorsque vous sentez une bouffée de chaleur arriver.

- **Hydratez-vous bien** avant et après la pratique pour maximiser les effets rafraîchissants.

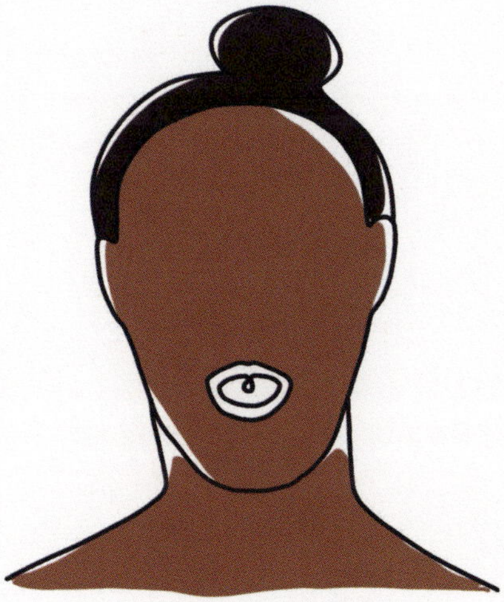

Les étapes

1 Asseyez-vous sur un tapis de yoga, les jambes croisées en tailleur en utilisant si nécessaire un coussin sous vos fesses pour rendre la position plus confortable. Vous pouvez aussi vous asseoir sur une chaise, le dos bien droit, les pieds à plat sur le sol et les mains reposant sur les cuisses.

2 Ouvrez légèrement la bouche et roulez les côtés de la langue vers l'intérieur pour former un tube. Si vous n'y arrivez pas, pincez simplement les lèvres pour former un petit « O » avec votre bouche.

3 Inspirez lentement et profondément par la bouche à travers le tube formé par la langue ou les lèvres pincées. Vous devriez sentir un air frais entrer dans votre bouche et descendre dans votre gorge : concentrez-vous sur cette sensation.

4 Fermez la bouche et retenez votre souffle pendant quelques secondes.

5 Expirez lentement par le nez, en sentant la chaleur quitter votre corps.

6 Répétez ce cycle de respiration pendant 5 à 10 min, ou jusqu'à ce que vous ressentiez un effet rafraîchissant et apaisant.

POSTURES POUR CALMER LES BOUFFÉES DE CHALEUR

Les bouffées de chaleur peuvent être inconfortables et perturbantes, mais certaines postures de yoga peuvent aider à les calmer. Voici quelques postures bénéfiques pour réduire les bouffées de chaleur, en se concentrant sur les ouvertures de hanches ou sur les flexions avant calmantes. En les intégrant à votre routine quotidienne, vous pouvez améliorer votre flexibilité, réduire les tensions musculaires et favoriser une sensation de calme et de fraîcheur.

Les postures d'ouverture des hanches : l'angle assis écarté, la grenouille et la guirlande

Les bienfaits des trois postures

- **Ouvrent les hanches en les étirant** et en étirant d'autres parties : l'angle assis écarté étire les ischio-jambiers et l'intérieur des cuisses, ce qui favorise une meilleure circulation, la grenouille étire l'aine, aidant à relâcher les tensions, et la guirlande étire l'aine ainsi que les chevilles.

- **Réduisent la chaleur corporelle** en la libérant, soulageant ainsi les bouffées de chaleur.

- **Favorisent la détente mentale** et une relaxation profonde du corps et de l'esprit en calmant le système nerveux, réduisant le stress et les symptômes des bouffées de chaleur.

Les postures de flexions avant calmantes : la pince et le papillon

Les bienfaits des deux postures

- **Calment le système nerveux**, ce qui aide à réduire le stress et les symptômes des bouffées de chaleur.

- **Favorisent la détente** et une relaxation profonde du corps et de l'esprit.

- **Étirent les muscles :** ceux de l'arrière du corps, dos et ischio-jambiers pour la pince, et ceux de l'aine pour le papillon, ce qui permet l'ouverture des hanches et améliore la circulation sanguine.

Retrouvez le détail des étapes pour pratiquer ces postures de la p. 115 à la p. 119.

Yoga

L'ANGLE ASSIS ÉCARTÉ
OU UPAVISTHA KONASANA

Les étapes

1 Asseyez-vous sur un tapis de yoga, les jambes étendues devant vous.

2 Écartez vos jambes aussi largement que possible, en maintenant les genoux et les orteils pointés vers le haut. Placez vos mains derrière vos hanches pour soutenir votre dos et allonger votre colonne vertébrale.

3 En inspirant, allongez votre colonne vertébrale vers le haut. En expirant, penchez-vous doucement en avant à partir des hanches, en avançant les mains autant que possible vers l'avant sans arrondir le dos. Vous pouvez faire marcher vos mains progressivement sur le sol pour approfondir l'étirement.

4 Restez dans cette position pendant 1 à 3 min, en respirant profondément et en relâchant les tensions dans vos hanches et vos jambes.

5 Pour sortir de la posture, faites marcher lentement vos mains en arrière vers votre corps et ramenez doucement vos jambes ensemble.

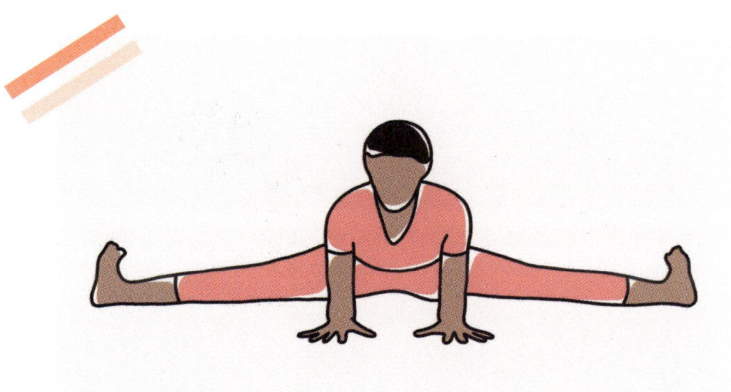

Yoga

LA GRENOUILLE OU MANDUKASANA

Les étapes

1 Commencez à quatre pattes, les genoux écartés aussi largement que possible et les pieds pointés vers l'extérieur.

2 Abaissez lentement vos hanches vers le sol, en gardant les genoux alignés avec les hanches pour éviter de trop forcer les articulations.

3 Placez vos avant-bras sur le sol devant vous pour soutenir votre torse. Vous pouvez joindre les paumes des mains ou les garder à plat sur le sol.

4 Respirez profondément et restez dans cette position pendant 1 à 3 min, en vous concentrant sur l'ouverture des hanches et la relaxation des muscles pelviens.

5 Pour sortir de la posture, ramenez lentement vos hanches vers le centre et rapprochez vos genoux.

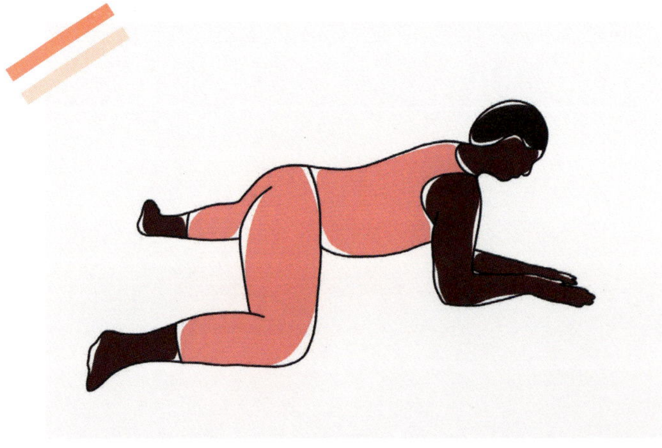

Yoga

LA GUIRLANDE
OU MALASANA

Les étapes

1 Tenez-vous debout, les pieds écartés de la largeur des hanches. Pliez les genoux pour entrer en position accroupie, en gardant les pieds à plat sur le sol. Si vos talons ne touchent pas le sol, vous pouvez placer une couverture roulée dessous pour plus de soutien.

2 Joignez les paumes des mains en position de prière devant la poitrine et utilisez les coudes pour pousser doucement contre l'intérieur des genoux, ouvrant ainsi les hanches.

3 Allongez votre colonne vertébrale en redressant le dos et en tirant les épaules vers le bas et vers l'arrière.

4 Restez dans cette position pendant 1 à 3 min, en respirant profondément et en relâchant les tensions dans vos hanches et votre dos.

5 Pour sortir de la posture, redressez lentement les jambes et revenez à la position debout.

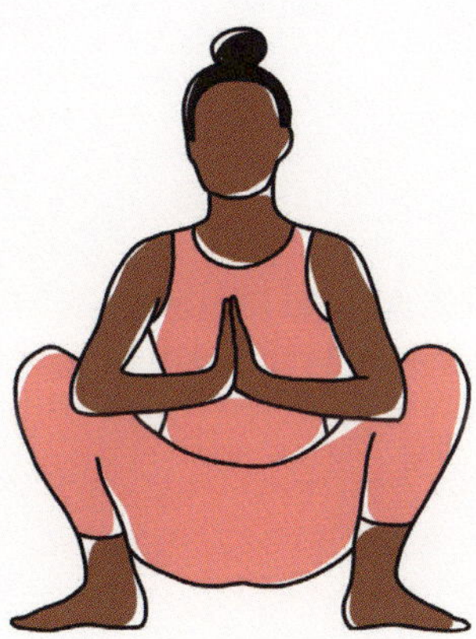

Yoga

LA PINCE
OU PASCHIMOTTANASANA

Les étapes

1 Asseyez-vous sur le sol, les jambes étendues devant vous. Inspirez profondément et allongez votre colonne vertébrale.

2 En expirant, penchez-vous lentement en avant à partir des hanches, en essayant de saisir vos pieds avec vos mains. Si vous ne pouvez pas atteindre vos pieds, tenez vos chevilles ou utilisez une sangle pour aider à l'étirement. Gardez votre dos droit autant que possible pour éviter de courber la colonne vertébrale.

3 Restez dans cette position pendant 1 à 3 min, en respirant profondément et en relaxant votre dos et vos jambes.

4 Pour sortir de la posture, inspirez en redressant lentement votre dos et en revenant à la position assise.

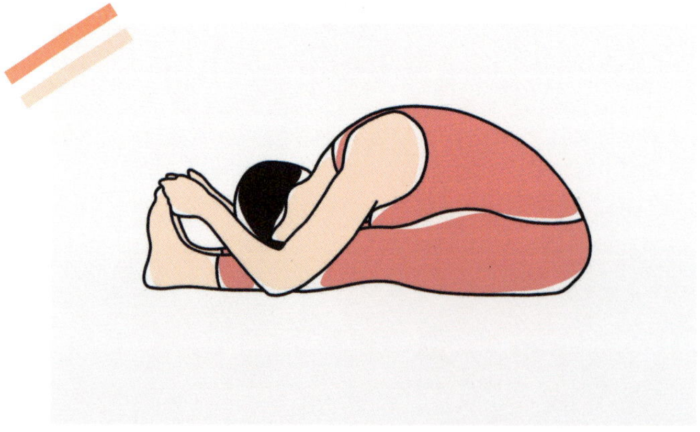

Yoga

LE PAPILLON
OU BADDHA KONASANA

Les étapes

1 Asseyez-vous sur le sol, les genoux pliés et les plantes des pieds jointes. Rapprochez les talons le plus près possible de votre bassin.

2 Tenez vos pieds avec vos mains et, en inspirant, allongez votre colonne vertébrale. En expirant, penchez-vous doucement en avant. Vous pouvez rester assise droite si l'étirement est déjà intense, ou avancer vos mains vers l'avant sur le sol pour l'approfondir.

3 Restez dans cette position pendant 1 à 3 min, en respirant profondément et en relâchant les tensions dans vos hanches et votre dos.

4 Pour sortir de la posture, redressez lentement votre dos et ramenez vos genoux ensemble.

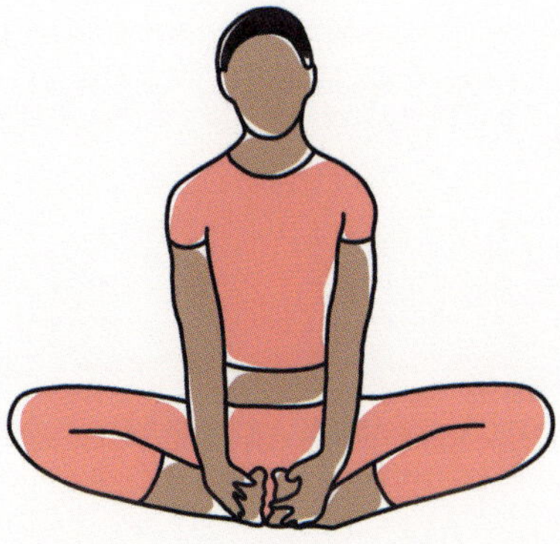

Recette ayurvédique

GASPACHO VERT

Le gaspacho est une soupe froide idéale pour les journées chaudes. Cette version verte à la courgette, à la coriandre et à la menthe est préparée sans concombre, poivron, avocat, ail ou oignon vert, des ingrédients qui ont tendance à apporter de la chaleur.

Pour 2 personnes
Préparation : 10 min
Repos : 1 h

Ingrédients
- 3 courgettes moyennes
- ¼ tasse de coriandre fraîche
- ¼ tasse de menthe fraîche
- 2 c. à s. de jus de citron vert
- 2 c. à s. d'huile d'olive
- 2 tasses d'eau froide (ajustez selon la consistance désirée)
- Sel et poivre

Préparation

Lavez les courgettes, puis coupez-les en morceaux de taille moyenne. Mettez-les dans un blender, puis ajoutez la coriandre et la menthe fraîches.

Versez le jus de citron vert, l'huile d'olive et l'eau froide. Assaisonnez avec du sel et du poivre selon votre goût, puis mixez le tout jusqu'à l'obtention d'une consistance lisse et homogène.

Vous pouvez ajuster la quantité d'eau pour atteindre la texture désirée.

Versez le gaspacho dans un bol ou une carafe et laissez-le refroidir au réfrigérateur pendant au moins 1 h pour permettre aux saveurs de se mélanger et de se rafraîchir.

Servez-le bien frais, garni de quelques feuilles de coriandre ou de menthe pour la décoration.

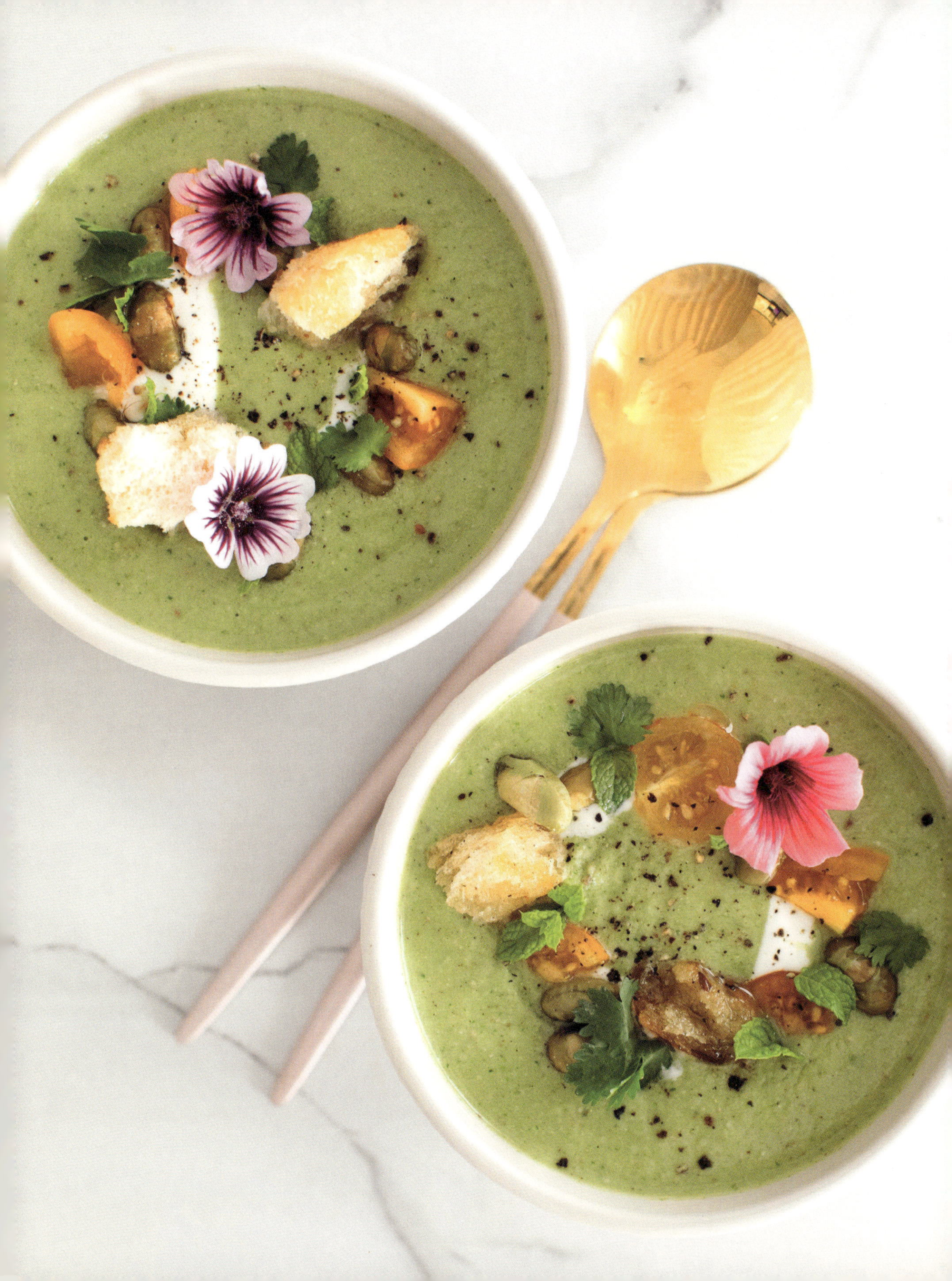

Recette ayurvédique

INFUSION RAFRAÎCHISSANTE

L'eau de coco combinée à la menthe et à la coriandre peut créer une infusion rafraîchissante et hydratante, parfaite pour calmer les bouffées de chaleur.

Pour 1 verre
Préparation : 5 min
Repos : 15 min à 2 h

Ingrédients
- 1 poignée de feuilles de menthe fraîche
- 1 poignée de feuilles de coriandre fraîche
- 1 tasse d'eau de coco
- 1 c. à s. de jus de citron (facultatif, pour un goût plus acidulé)

Préparation

Rincez les feuilles de menthe et de coriandre sous l'eau froide pour enlever toutes les impuretés.

Versez l'eau de coco dans un grand verre, puis ajoutez les feuilles de menthe et de coriandre. Ajoutez le jus de citron si vous souhaitez un goût plus acidulé.

Laissez infuser pendant 15 min au moins pour permettre aux saveurs des herbes de se mélanger à l'eau de coco. Pour une saveur plus intense, vous pouvez laisser reposer jusqu'à 2 h au réfrigérateur.

Garnissez avec quelques feuilles de menthe et de coriandre supplémentaires si vous le souhaitez et dégustez cette infusion bien fraîche.

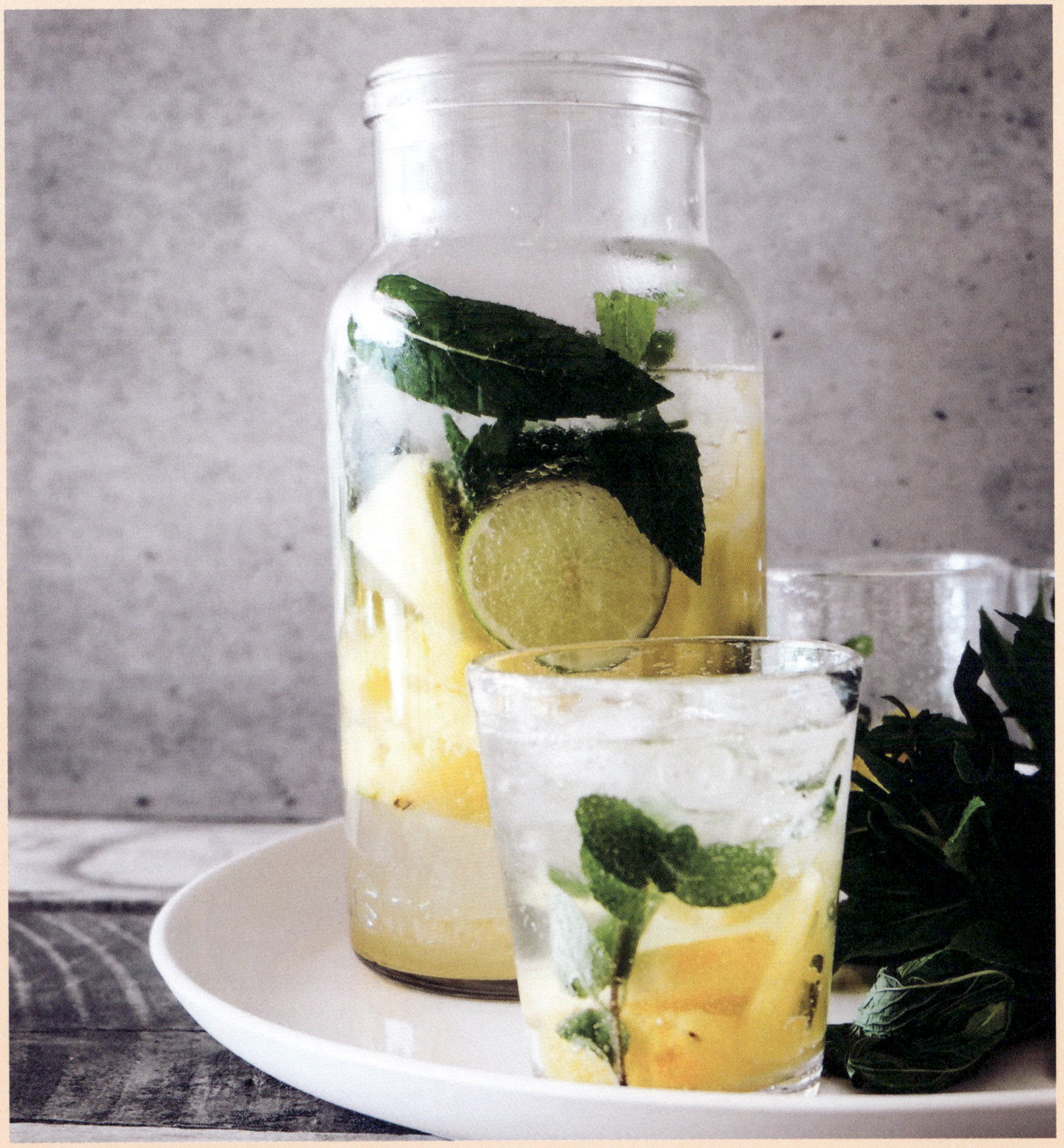

Ce qu'il y a dans votre verre

L'eau de coco, hydratante et riche en électrolytes, aide à réguler la température corporelle et à maintenir l'hydratation, ce qui est essentiel pour contrer les bouffées de chaleur. **La menthe**, connue pour ses propriétés rafraîchissantes, aide à abaisser la température corporelle et à apaiser l'esprit. **La coriandre** possède des propriétés anti-inflammatoires et aide à la digestion, contribuant à un sentiment général de bien-être et à la réduction des symptômes de chaleur excessive.

2

BOOSTER SON ÉNERGIE

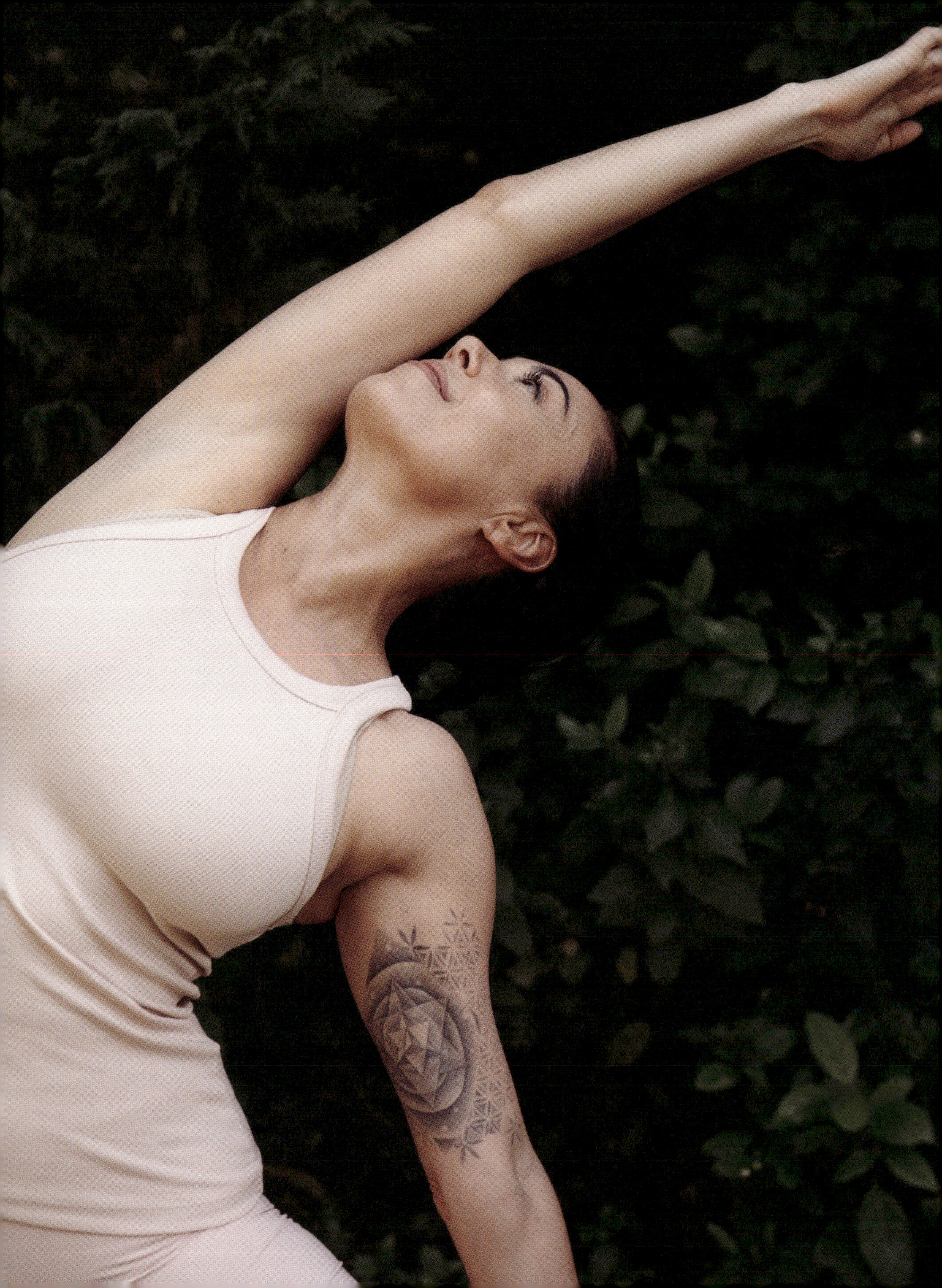

L'énergie vitale est au cœur du bien-être quotidien. Elle agit non seulement sur la capacité à accomplir des tâches journalières, mais exerce également une influence sur l'état émotionnel, le mental et la santé globale. Dans un monde où les rythmes de vie sont de plus en plus effrénés, il devient essentiel de trouver des moyens efficaces pour maintenir et augmenter cette énergie.

C'est ici que le yoga hormonal, ainsi que certaines recettes ayurvédiques, peuvent jouer un rôle déterminant. En effet, par son approche holistique, le yoga hormonal propose une série de techniques visant à rééquilibrer les hormones, et par conséquent, à revitaliser le corps et l'esprit. Grâce à des pratiques spécifiques comme certains pranayamas, des postures de yoga adaptées et la méditation, il est possible de stimuler ses réserves énergétiques de manière naturelle et durable. En parallèle, les recettes ayurvédiques, riches en nutriments et conçues pour équilibrer la constitution interne, peuvent aussi intervenir et aider à soutenir l'énergie. Ces préparations, qui s'appuient sur l'utilisation d'ingrédients naturels et d'épices spécifiques (retrouvez les ingrédients ayurvédiques et leurs bienfaits p. 54), sont connues pour leurs propriétés revitalisantes et équilibrantes. Elles fournissent non seulement les nutriments essentiels, mais aident également à maintenir un métabolisme harmonieux.

Dans ce chapitre, je vous propose donc d'explorer en profondeur la manière dont le yoga hormonal, associé à des recettes ayurvédiques simples et efficaces, peut être intégré dans votre vie quotidienne pour maximiser votre énergie. Vous découvrirez les outils et les techniques spécifiques, les pratiques de respiration, les postures de yoga, ainsi que des recettes ayurvédiques qui favorisent une vitalité optimale. En appliquant ces méthodes, vous pourrez non seulement améliorer votre niveau d'énergie, mais aussi renforcer votre santé générale, votre équilibre hormonal et votre bien-être global.

Réduire la fatigue

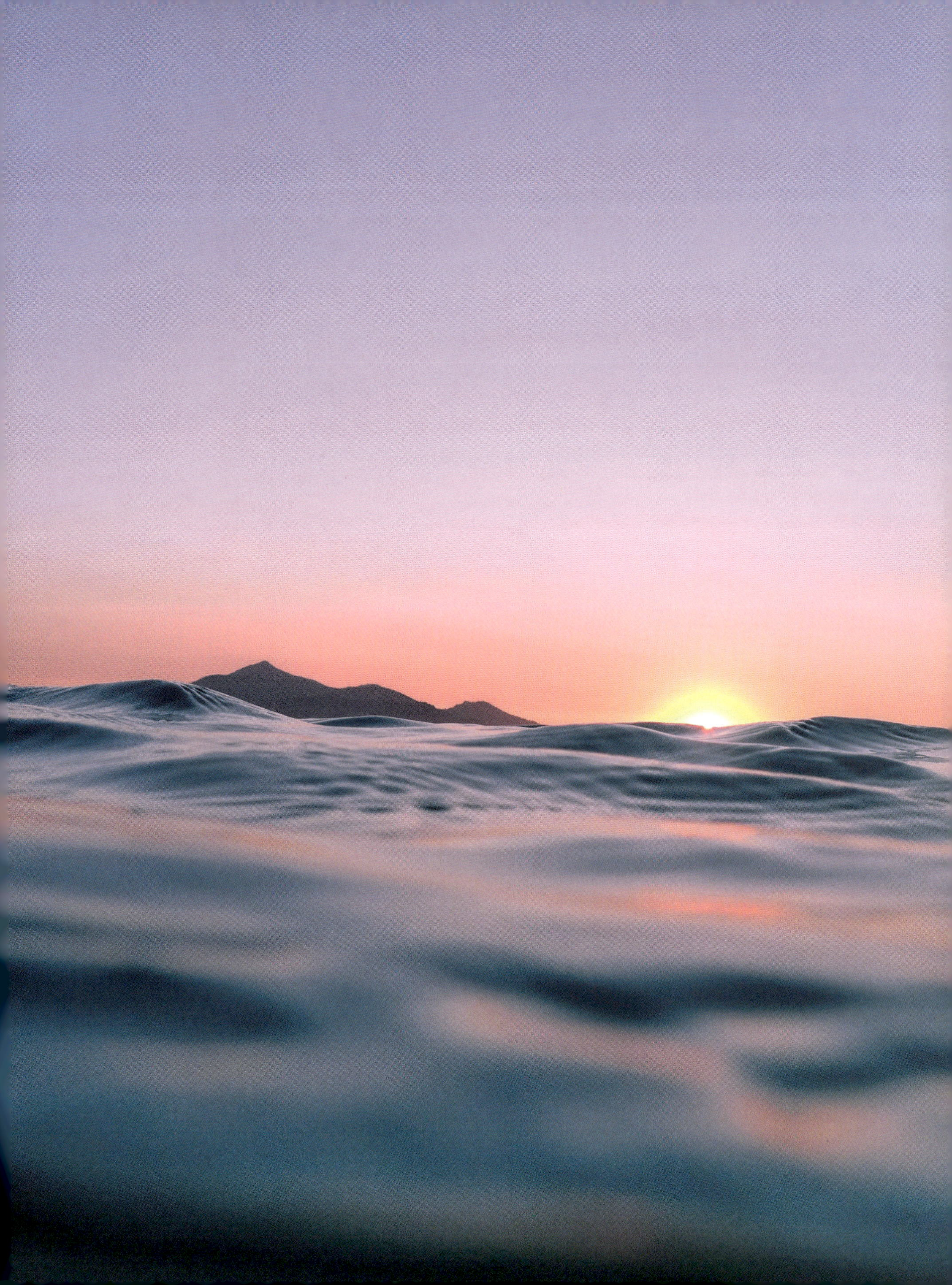

Pranayama

SURYA BHEDANA

Surya Bhedana, ou « respiration solaire », est une technique de respiration yogique conçue pour augmenter l'énergie, stimuler le corps comme l'esprit, et combattre la fatigue. Le mot « surya » signifie « soleil » en sanskrit, et « bhedana » signifie « percer » ou « pénétrer ».
Cette technique, qui favorise une respiration consciente et rythmée, vise à activer l'énergie solaire du corps et à équilibrer les énergies internes, favorisant ainsi la vitalité globale et la chaleur intérieure.
En l'intégrant à votre routine quotidienne, vous pouvez combattre efficacement la fatigue et revitaliser tant votre corps que votre esprit.

Les bienfaits

- **Augmente l'énergie** en activant l'énergie solaire du corps.
- **Stimule le système nerveux,** ce qui permet d'augmenter la vigilance et de réduire la fatigue.

Attention, précautions

Si vous avez des conditions médicales spécifiques, si vous souffrez de problèmes cardiaques ou d'hypertension par exemple, ne pratiquez pas cette respiration avant d'avoir consulté un ou une professionnel(le) de santé.

Surya Bhedana augmentant la chaleur corporelle, il est préférable d'éviter de la pratiquer par temps très chaud ou si vous souffrez de coups de chaleur.

Les étapes

1 Asseyez-vous confortablement en tailleur ou sur une chaise avec les pieds à plat sur le sol. Gardez le dos droit, les épaules étendues et les mains reposant sur les genoux en Gyan Mudra, c'est-à-dire avec l'index touchant le pouce.

2 Fermez les yeux et prenez quelques respirations profondes pour vous centrer et vous détendre.

3 Utilisez votre main droite pour pratiquer le Vishnu Mudra : repliez l'index et le majeur vers la paume de votre main.

4 Avec votre annulaire droit, fermez votre narine gauche, puis inspirez lentement et profondément par la narine droite.

5 Une fois que vous avez complètement inspiré, fermez la narine droite avec votre pouce et retenez votre souffle pendant quelques secondes, selon votre confort.

6 Ouvrez la narine gauche et expirez lentement et complètement par cette narine.

7 Répétez ce cycle, en inspirant toujours par la narine droite et en expirant par la narine gauche, pendant 5 à 10 min pour obtenir des résultats optimaux.

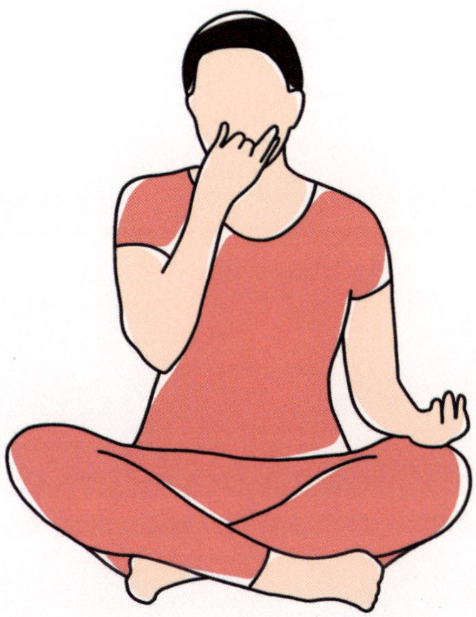

Yoga

LE COBRA

La posture du cobra, ou Bhujangasana, est particulièrement recommandée pour lutter contre la fatigue et augmenter le niveau d'énergie dans le corps. Il peut être bénéfique de la pratiquer régulièrement pour vitaliser le corps et l'esprit. Elle permet d'ouvrir les épaules et la cage thoracique, ce qui améliore l'oxygénation et stimule la circulation sanguine.

Les bienfaits

- **Stimule et améliore la circulation sanguine**, mais aussi la circulation énergétique le long de la colonne vertébrale.
- **Réduit la fatigue et les tensions accumulées** en étirant et renforçant les muscles du dos.
- **Améliore la respiration** en permettant d'ouvrir la poitrine, ce qui facilite une respiration plus profonde et plus efficace.

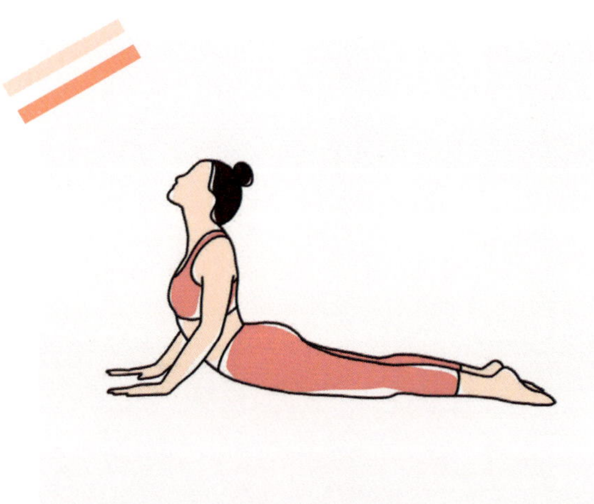

Les étapes

1 Allongez-vous sur le ventre, les jambes étendues et les pieds joints, les mains placées sous les épaules.

2 En inspirant, pressez les paumes contre le sol et soulevez doucement la tête, la poitrine et le haut de l'abdomen. Gardez le pubis et les jambes en contact avec le sol.

3 Redressez les bras autant que possible tout en gardant les épaules détendues et éloignées des oreilles.

4 Tenez la position pendant 15 à 30 s, en respirant profondément et en sentant l'étirement dans la colonne vertébrale.

5 Sortez de la posture sur une expiration, en abaissant lentement le torse au sol.

Yoga

LE GUERRIER HUMBLE

Le guerrier humble, ou Baddha Virabhadrasana, est une variante de la posture du guerrier I. Le placement des jambes est le même, mais le buste s'incline vers le bas dans une posture de dévotion. Elle favorise l'équilibre, l'alignement des hanches et l'étirement du dos.

Les bienfaits

- **Donne de l'énergie et de la force** en renforçant les jambes, en améliorant l'endurance et en stimulant la circulation sanguine.
- **Améliore l'équilibre et la concentration** en aidant à combattre la fatigue mentale.
- **Étire les muscles** des hanches, des cuisses et du dos, soulageant les tensions.

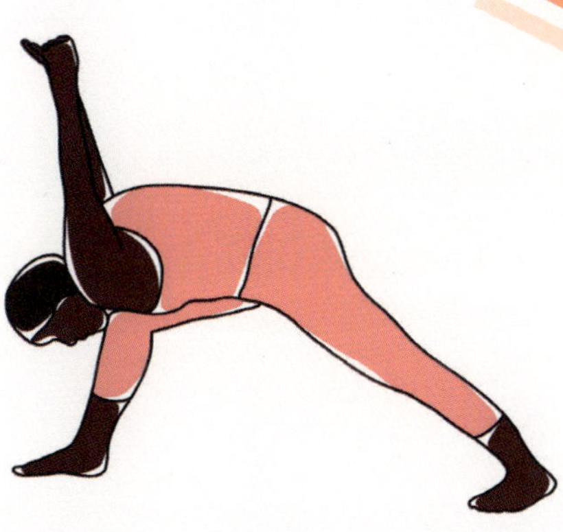

Les étapes

1 Commencez en posture du guerrier II (voir p. 146), avec le pied avant pointé vers l'avant et le pied arrière tourné légèrement vers l'intérieur.

2 Pliez le genou avant à 90° en le gardant aligné avec la cheville. Inspirez profondément.

3 En expirant, basculez le torse vers l'avant, plaçant les mains au sol de chaque côté du pied avant, ou rapprochez les mains derrière le dos en prise de poignet opposée pour une variante plus avancée.

4 Gardez la tête vers le bas et maintenez la position pendant 15 à 30 s en respirant profondément.

5 En inspirant, relevez lentement le torse pour revenir à la position de départ.

Réduire la fatigue

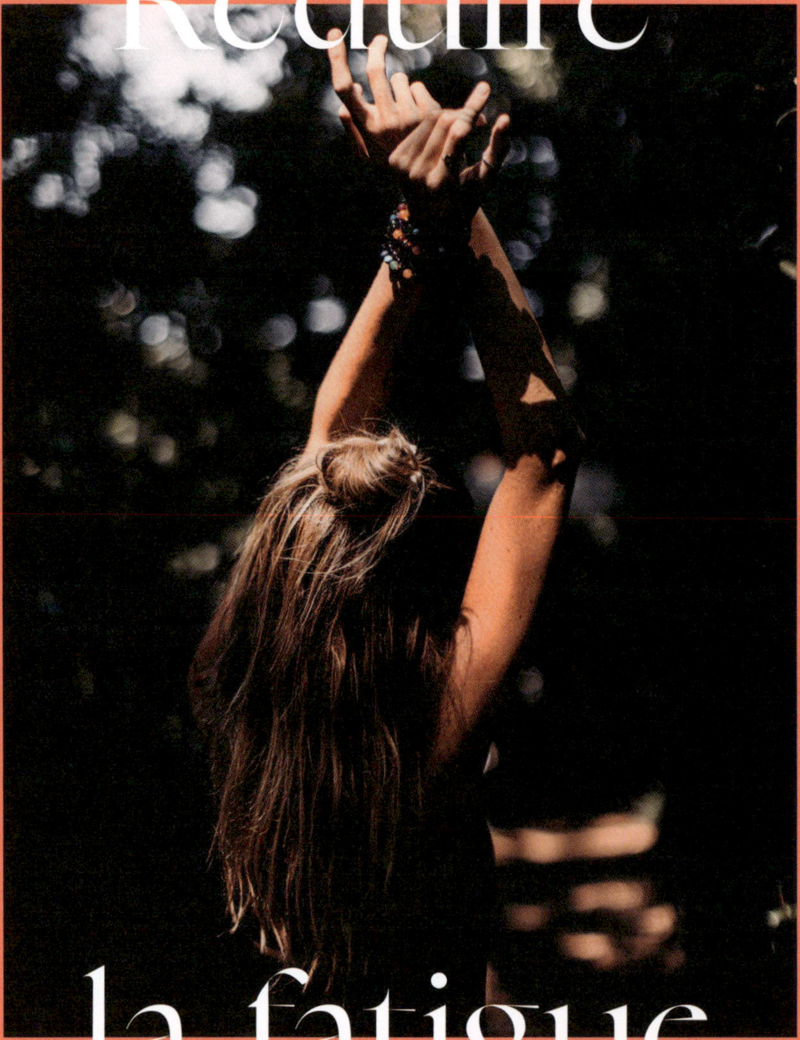

Yoga

LE POISSON

La posture du poisson, ou Matsyasana, semble plutôt facile, mais la réaliser correctement nécessite en fait beaucoup de concentration. En cambrant et en étirant le dos, elle permet l'alignement de la colonne vertébrale et l'ouverture de la cage thoracique, dynamisant l'activité cardiaque et la respiration. Il vaut mieux éviter de pratiquer le poisson lorsque vous êtes en cours de digestion.

Les bienfaits

- **Ouvre la poitrine**, augmentant la capacité pulmonaire et facilitant une respiration plus profonde.

- **Stimule la thyroïde et la parathyroïde**, équilibrant le métabolisme et l'énergie.

- **Réduit la fatigue** en étirant les muscles intercostaux et les abdominaux, ce qui soulage les tensions accumulées.

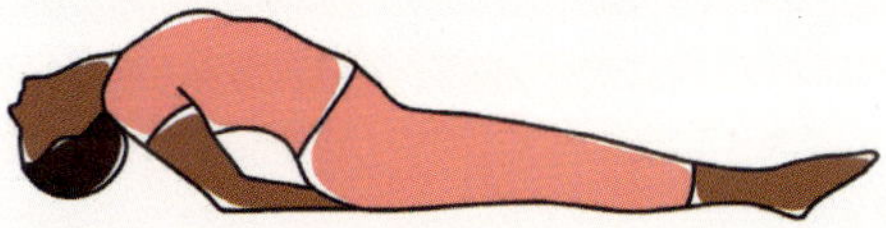

Les étapes

1 Allongez-vous sur le dos, les jambes étendues et les bras le long du corps. Glissez les mains sous les fesses, paumes vers le bas.

2 En inspirant, soulevez la poitrine vers le haut, en vous appuyant sur les coudes pour courber le dos. La couronne de la tête touche légèrement le sol.

3 Maintenez les jambes actives et les cuisses engagées, les pieds ensemble.

4 Tenez la position pendant 15 à 30 s, en respirant profondément.

5 Pour sortir de la posture, expirez en abaissant doucement le torse et en reposant la tête au sol.

Attention, contre-indications

La pratique de Matsyasana est déconseillée pour les femmes enceintes et celles en période de menstruations. Elle ne convient pas non plus aux personnes souffrant de migraines ou de problèmes lombaires ou cervicaux.

Recette ayurvédique

BOISSON ÉNERGISANTE GINGEMBRE-CITRON

Cette boisson énergisante est un excellent moyen de combattre la fatigue grâce aux propriétés revitalisantes de ses ingrédients. Le gingembre est connu pour ses effets stimulants et anti-inflammatoires, tandis que le citron est riche en vitamine C qui aide à renforcer le système immunitaire et à améliorer l'absorption du fer.

Pour 1 verre
Préparation : 5 min
Infusion : 5 min

Ingrédients
- 50 cl d'eau
- 1 morceau de gingembre frais de 2 à 3 cm
- Le jus de 1 citron
- 1 à 2 c. à s. de miel (selon votre goût)

Préparation

Faites bouillir l'eau dans une casserole.

En attendant que l'eau bout, pelez le morceau de gingembre frais, puis râpez-le finement. Mettez-le dans l'eau bouillante, réduisez le feu et laissez mijoter pendant 5 min environ, afin que le gingembre infuse bien.

Retirez ensuite la casserole du feu et laissez refroidir légèrement, puis filtrez son contenu pour retirer les morceaux.

Laissez refroidir à nouveau et versez le jus de citron lorsque la préparation est tiède, mais pas chaude. Incorporez le miel à votre convenance.

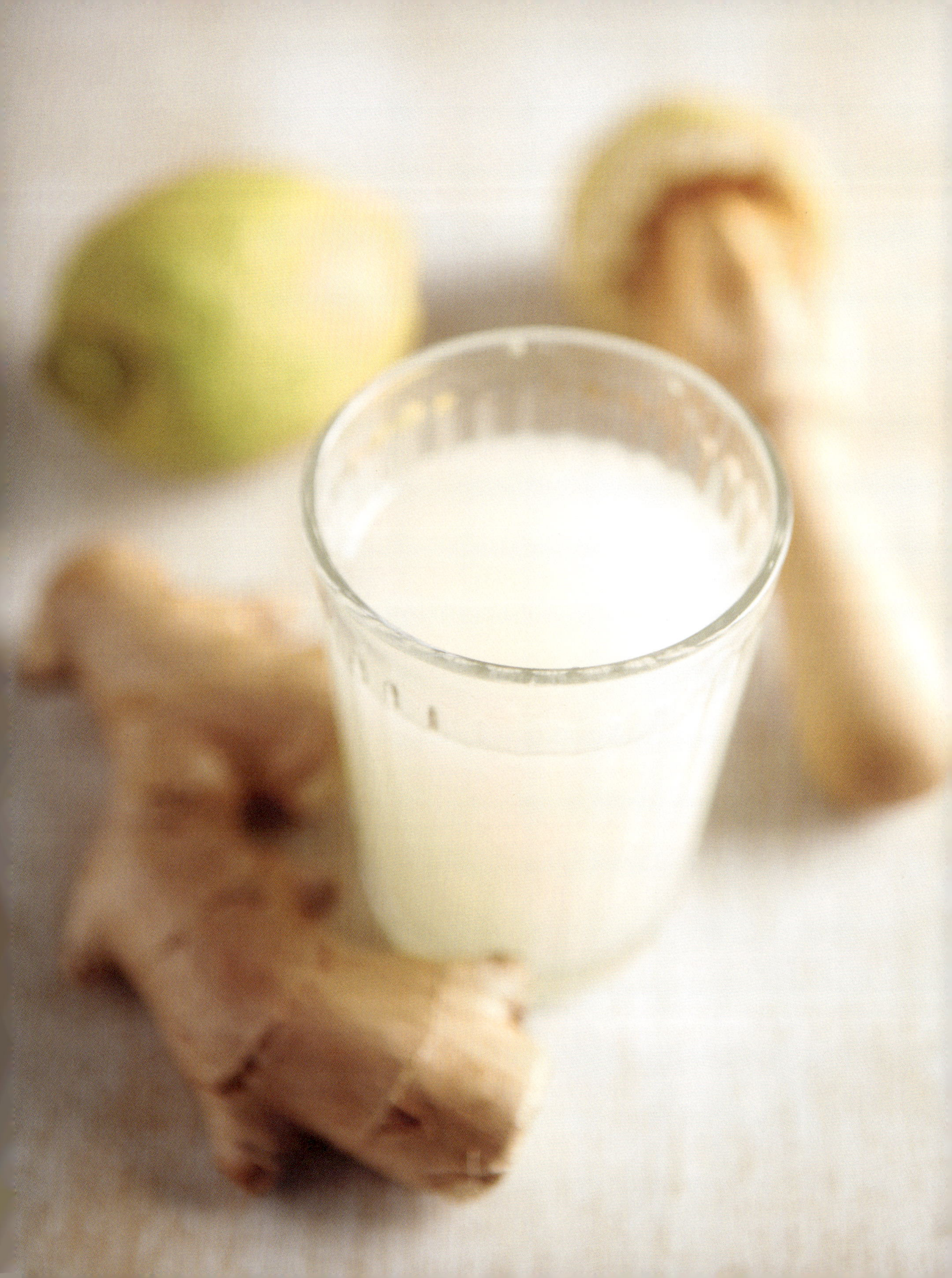

Contrer
la déprime

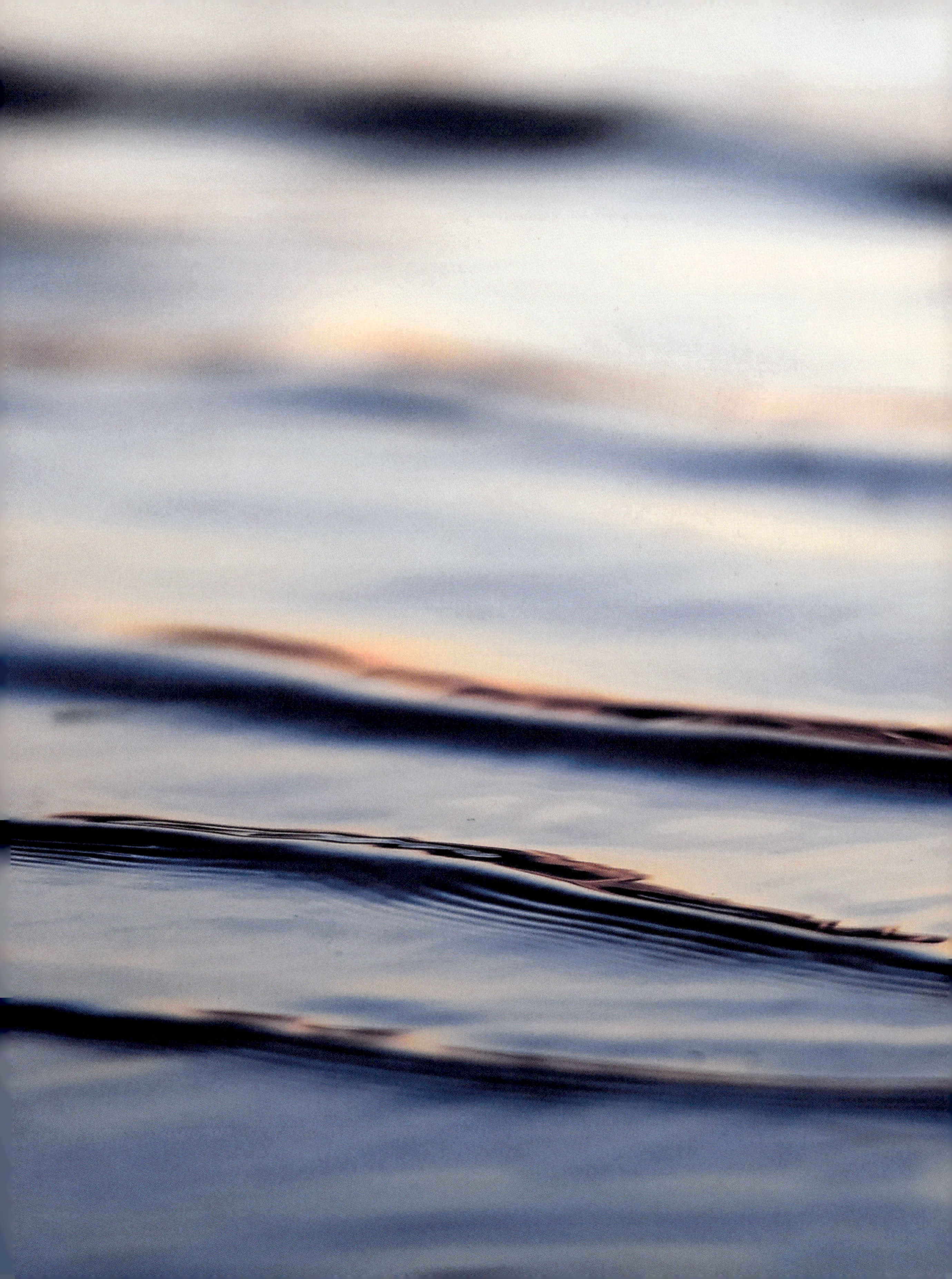

Méditation

METTA BHAVANA

La méditation Metta Bhavana, également connue sous le nom de « méditation de la bienveillance », est une pratique bouddhiste centrée sur le développement de l'amour bienveillant envers soi-même et envers les autres. Voici un guide succinct pour la pratiquer. Il est à noter que la pratique régulière de cette méditation aide à cultiver des sentiments de compassion et d'empathie, améliorant ainsi votre relation avec vous-même et avec les autres.

Les étapes

1 Trouvez un endroit calme. Asseyez-vous confortablement, soit sur une chaise, soit en position de lotus ou demi-lotus sur un coussin. Fermez les yeux, détendez-vous et prenez quelques respirations profondes pour vous recentrer.

2 Commencez par vous concentrer sur la **bienveillance envers vous-même**. Répétez mentalement des phrases telles que « Que je sois heureuse » / « Que je sois en paix » / « Que je sois en sécurité » / « Que je sois en bonne santé » en essayant de ressentir sincèrement ces souhaits pour vous-même. Imaginez-vous baignée de lumière et de chaleur bienveillante.

3 Portez ensuite cette **bienveillance sur un être cher**. Répétez les mêmes phrases à l'intention de cette personne : « Que tu sois heureux(se) » / « Que tu sois en paix » / « Que tu sois en sécurité » / « Que tu sois en bonne santé ». Visualisez cette personne entourée de lumière et de chaleur bienveillante.

4 Portez maintenant votre **bienveillance envers une personne neutre**, pour qui vous n'avez de sentiment ni positif ni négatif, comme un collègue ou un voisin. Répétez les mêmes phrases pour cette personne.

5 Portez cette **bienveillance envers une personne avec qui vous êtes en conflit** ou pour qui vous éprouvez des sentiments négatifs et répétez les mêmes phrases même si c'est difficile. Essayez de dépasser vos ressentiments et de lui souhaiter sincèrement du bien.

6 Enfin, étendez votre **bienveillance à tous les êtres vivants**, sans exception. Répétez des phrases telles que « Que tous les êtres soient heureux » / « Que tous les êtres soient en paix » / « Que tous les êtres soient en sécurité » / « Que tous les êtres soient en bonne santé ». Visualisez la planète entière baignée de lumière et de chaleur bienveillante.

7 Prenez quelques instants pour revenir doucement à votre environnement : ouvrez lentement les yeux et prenez quelques respirations profondes.

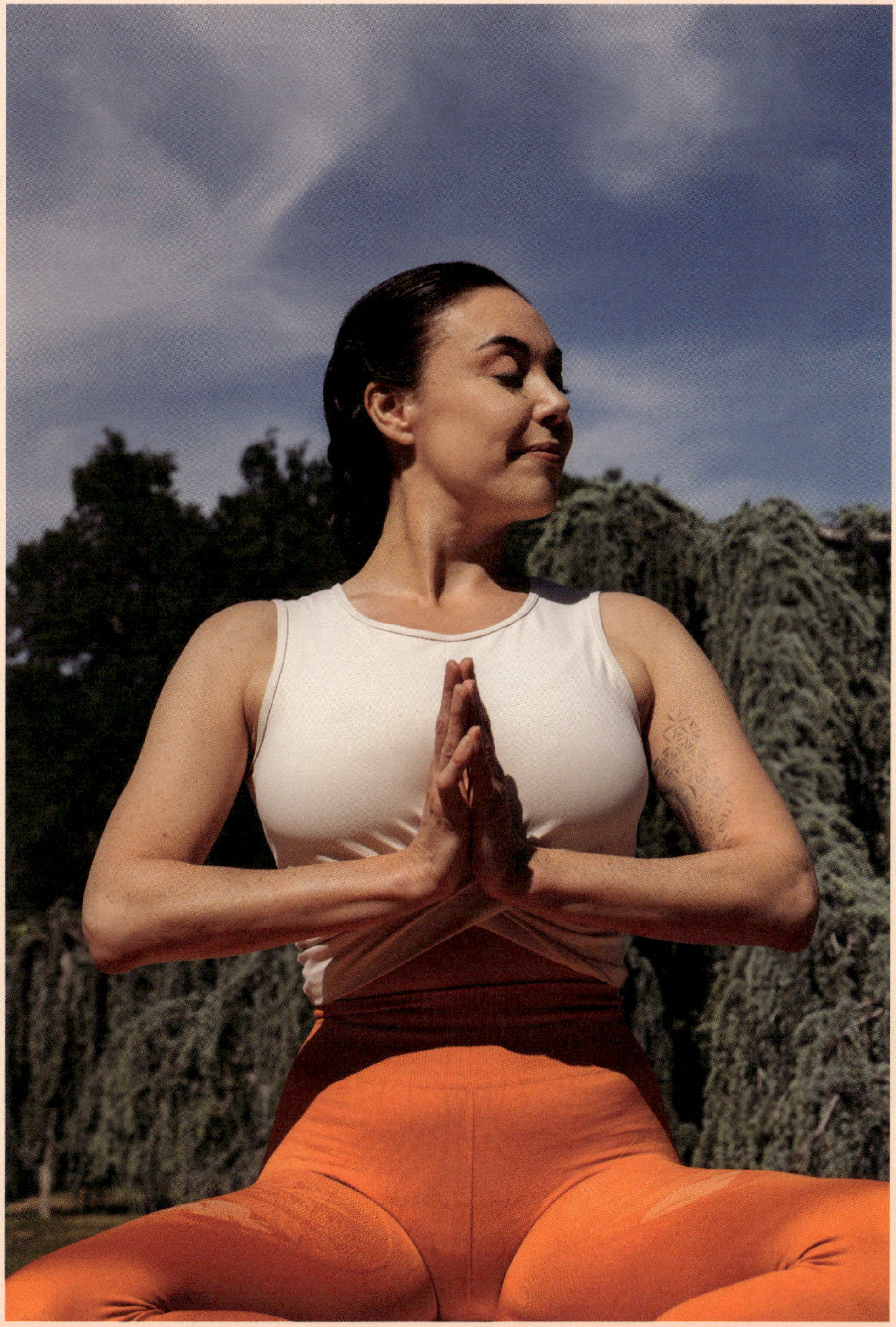

Contrer

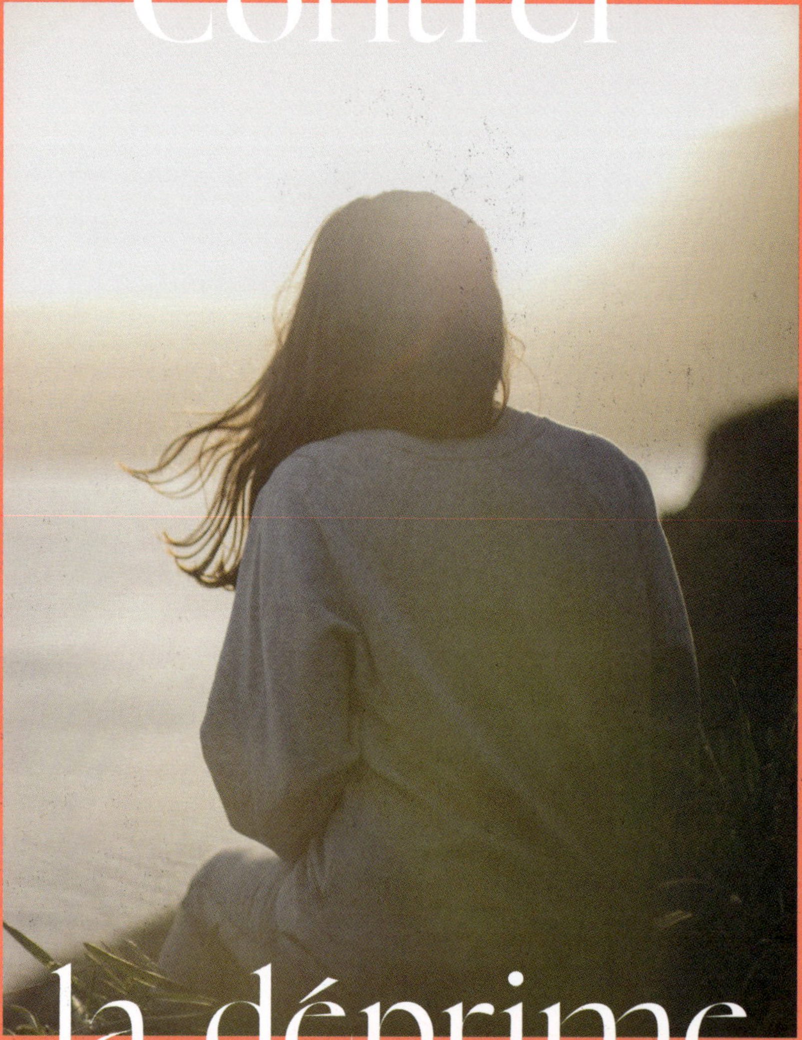

la déprime

POSTURES D'OUVERTURE DU CŒUR CONTRE LA DÉPRIME

Pour lutter contre la déprime, voici une série de postures de yoga axées sur l'ouverture du cœur : le chameau, le pont dans sa variante Yin, le guerrier II et sa variante inversée. Pratiquées régulièrement, elles permettent de relâcher les tensions et de favoriser une sensation de bien-être général, en aidant à améliorer votre humeur et à booster votre énergie.

Conseils pratiques

- **Respiration :** Concentrez-vous sur une respiration lente et profonde pendant chaque posture. Inspirez et expirez par le nez.

- **Alignement :** Faites attention à votre alignement pour éviter les blessures. Si vous ressentez une douleur, ajustez la posture ou sortez-en.

- **Concentration :** Essayez de rester présente et concentrée pendant chaque posture. Utilisez votre respiration comme point de focalisation.

- **Durée :** Maintenez chaque posture pendant le nombre recommandé de respirations si vous le pouvez, mais n'hésitez pas à ajuster la durée en fonction de votre confort et de votre niveau d'expérience.

Retrouvez le détail des étapes pour pratiquer ces postures de la p. 144 à la p. 147.

Yoga

LE CHAMEAU (AVEC BOLSTER) OU USTRASANA

Les étapes

1 Agenouillez-vous sur un tapis de yoga en plaçant bien les genoux à la largeur des hanches, les tibias et le haut des pieds alignés contre le sol. Placez un bolster derrière vous, aligné avec votre colonne vertébrale.

2 Placez vos mains sur vos hanches, les doigts pointant vers le bas. En inspirant, poussez vos hanches vers l'avant. Commencez à vous pencher en arrière, en gardant vos hanches au-dessus des genoux. Si vous vous sentez à l'aise, placez vos mains sur le bolster pour soutenir votre dos.

3 Ouvrez la poitrine vers le plafond et laissez tomber doucement la tête en arrière. Respirez profondément, en maintenant la posture pendant 5 à 10 respirations.

4 Pour sortir de la posture, ramenez lentement vos mains sur vos hanches et redressez-vous en inspirant.

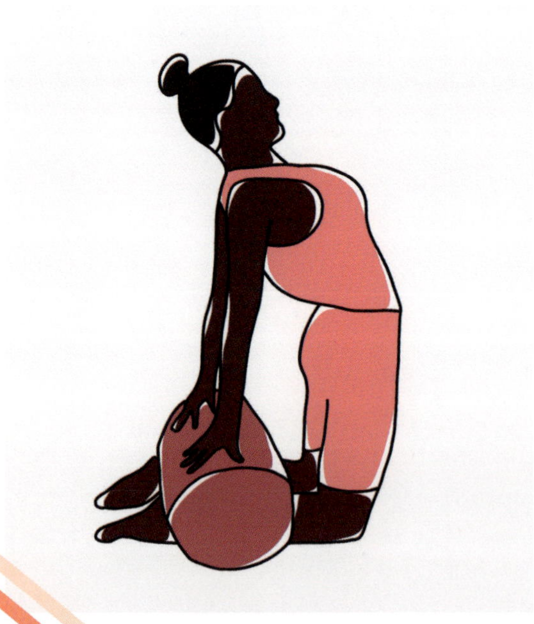

Yoga

LE PONT YIN

Les étapes

1 Allongez-vous sur le dos, les genoux pliés et les pieds à plat sur le sol, à la largeur des hanches.

2 Soulevez légèrement vos hanches et glissez un bolster ou une couverture roulée sous votre sacrum, au niveau du bas de votre dos, pour soutenir votre bassin.

3 Détendez vos bras le long du corps, paumes tournées vers le haut.

4 Laissez vos genoux tomber l'un vers l'autre ou gardez-les parallèles. Fermez les yeux et respirez profondément. Maintenez la posture pendant 3 à 5 min, en vous concentrant sur une respiration lente et régulière.

5 Pour sortir de la posture, soulevez légèrement vos hanches, retirez le bolster et redescendez lentement le dos sur le sol.

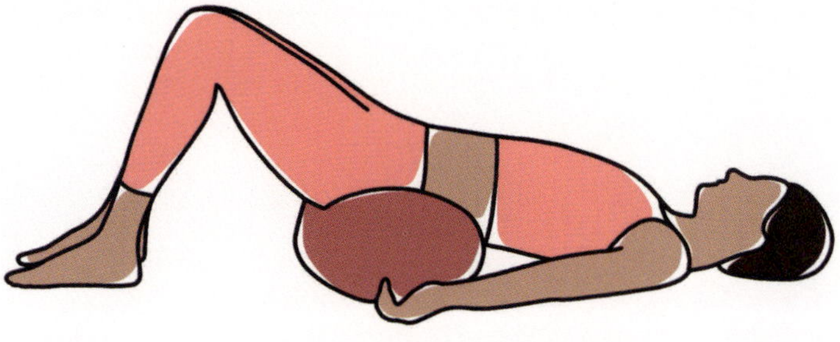

Yoga

LE GUERRIER II
OU VIRABHADRASANA II

Les étapes

1 Tenez-vous debout, écartez vos pieds l'un de l'autre d'environ un mètre. Tournez le pied droit vers l'extérieur à 90° et le pied gauche légèrement vers l'intérieur.

2 Pliez le genou droit pour qu'il soit aligné avec la cheville droite, en formant un angle droit avec la cuisse droite parallèle au sol. La jambe gauche doit être tendue.

3 Étendez vos bras de chaque côté de votre buste de manière à ce qu'ils soient parallèles au sol, les paumes tournées vers le bas. Tournez la tête vers la droite en dirigeant votre regard par-dessus votre main droite.

4 Gardez les épaules détendues et éloignées des oreilles. Maintenez la posture pendant 5 à 10 respirations.

5 Pour sortir de la posture, redressez la jambe avant, tournez les pieds vers l'avant et répétez de l'autre côté.

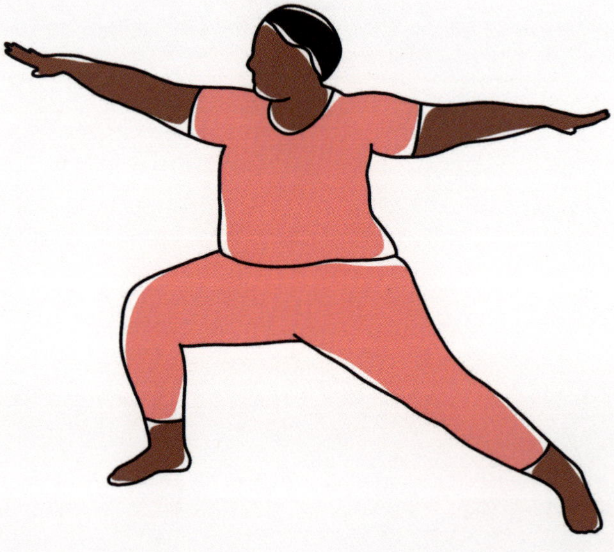

Yoga

LE GUERRIER II INVERSÉ
OU VIPARITA VIRABHADRASANA II

Les étapes

1 Depuis la posture du guerrier II, jambe droite devant (voir ci-contre), retournez la paume de votre main droite vers le plafond.

2 En inspirant, levez le bras droit vers le plafond. Faites glisser votre main gauche le long de votre jambe arrière, en l'étirant doucement.

3 Étirez-vous vers l'arrière, en ouvrant le côté droit de votre corps. Gardez la jambe avant pliée et la poitrine bien ouverte. Maintenez la posture pendant 5 à 10 respirations.

4 Pour sortir de la posture, revenez à la posture du guerrier II, puis redressez la jambe avant et répétez de l'autre côté.

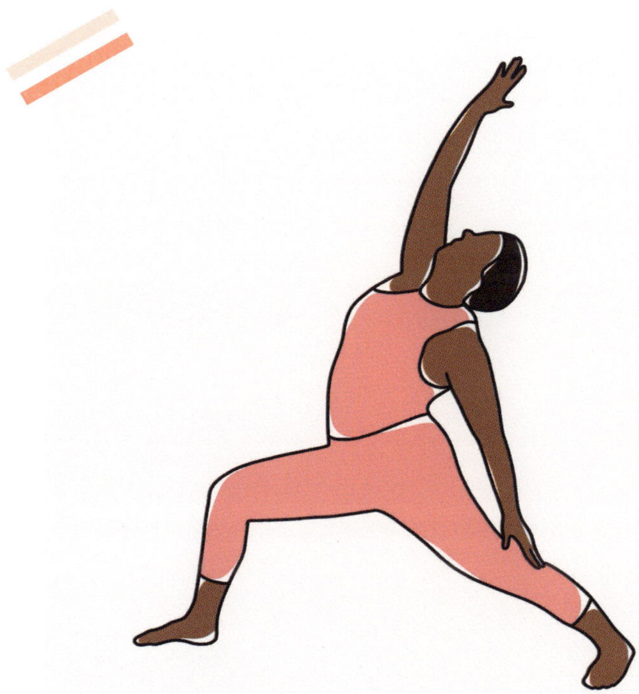

Améliorer la concentration

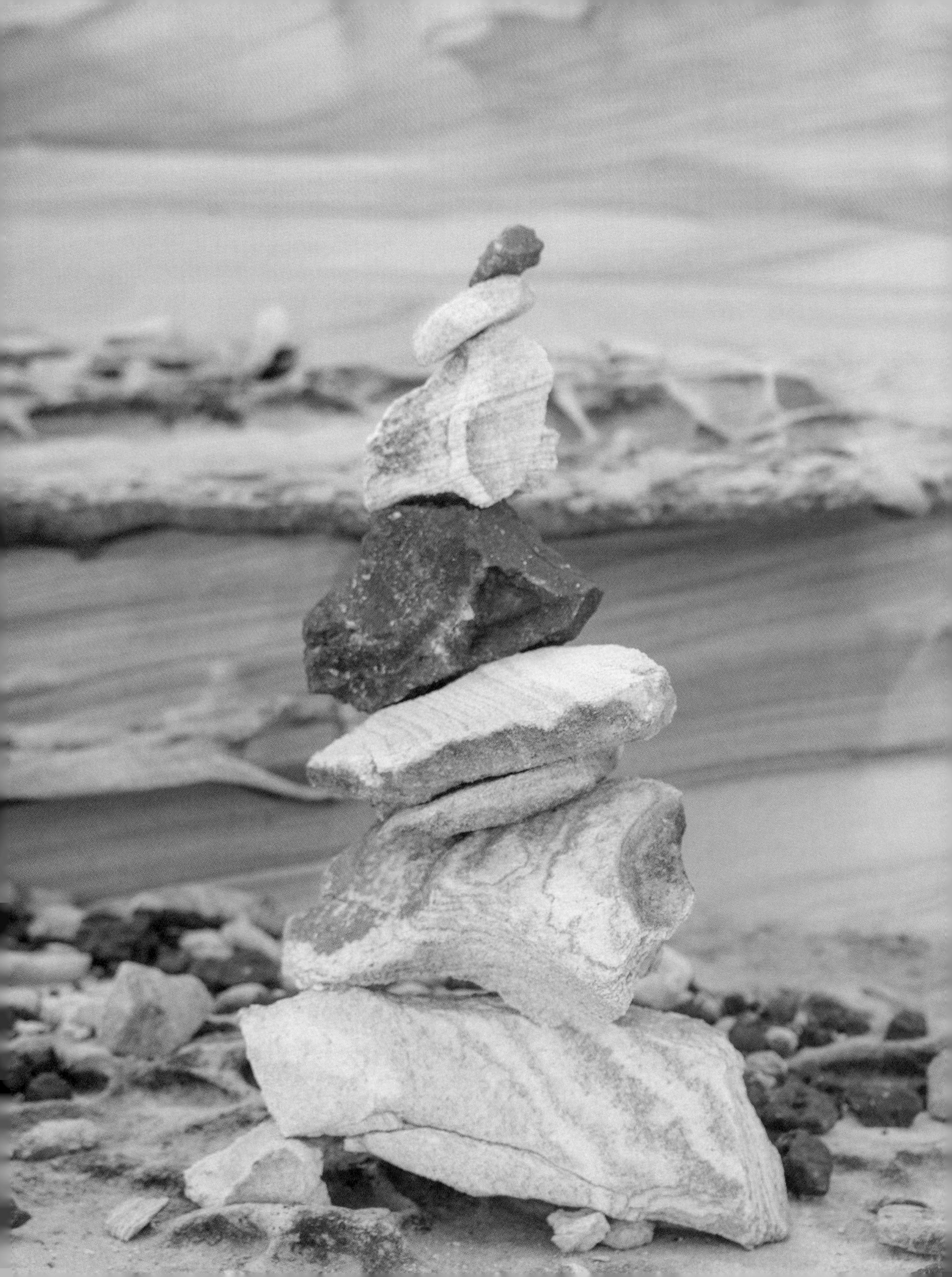

Méditation

VIPASSANA

La méditation Vipassana, une ancienne technique bouddhiste, est conçue pour développer une conscience lucide et pénétrante de la véritable nature des phénomènes, tout en améliorant considérablement la capacité de concentration.

Conseils pratiques

- **Régularité :** pratiquez cette méditation régulièrement, idéalement à la même heure chaque jour afin d'établir une routine.

- **Patience :** soyez patiente avec vous-même ; la méditation Vipassana est un voyage de découverte intérieure qui prend du temps.

- **Journal de méditation :** tenez un journal pour noter vos expériences, vos pensées et vos progrès. Cela peut aider à identifier des schémas et à approfondir votre pratique.

Les étapes

1 Choisissez un endroit calme, tranquille et propre.

2 Asseyez-vous confortablement sur un coussin de méditation (zafu), un tapis de yoga ou une chaise. Gardez le dos droit mais non tendu, les épaules détendues et les mains posées sur les genoux ou dans votre giron.

3 Fermez les yeux et prenez quelques respirations profondes. Concentrez-vous sur votre respiration naturelle, en observant son rythme, sans chercher à la contrôler. Remarquez les sensations de l'air entrant et sortant de vos narines, ainsi que la montée et la descente de votre abdomen.

4 Déplacez doucement votre attention de votre respiration aux sensations corporelles. Parcourez mentalement votre corps de la tête aux pieds, en notant toutes les sensations : chaud, froid, picotements, douleurs, etc. Observez-les sans les juger.

5 Lorsque des pensées, des émotions ou des souvenirs apparaissent, reconnaissez-les sans vous y attacher. Notez-les mentalement, puis ramenez doucement votre attention aux sensations corporelles. Continuez à scanner votre corps, moment après moment. Si votre esprit vagabonde, ramenez-le doucement à l'observation des sensations corporelles. Pratiquez l'acceptation et la patience, reconnaissant que l'esprit peut être agité.

6 Commencez par des sessions de 10 à 15 min et augmentez progressivement jusqu'à 45 min ou plus, selon votre confort.

7 À la fin de votre session, prenez quelques instants pour observer l'état de votre esprit et de votre corps. Prenez quelques respirations profondes et ouvrez doucement les yeux. Réfléchissez sur votre expérience de méditation, en notant les défis et les *insights*.

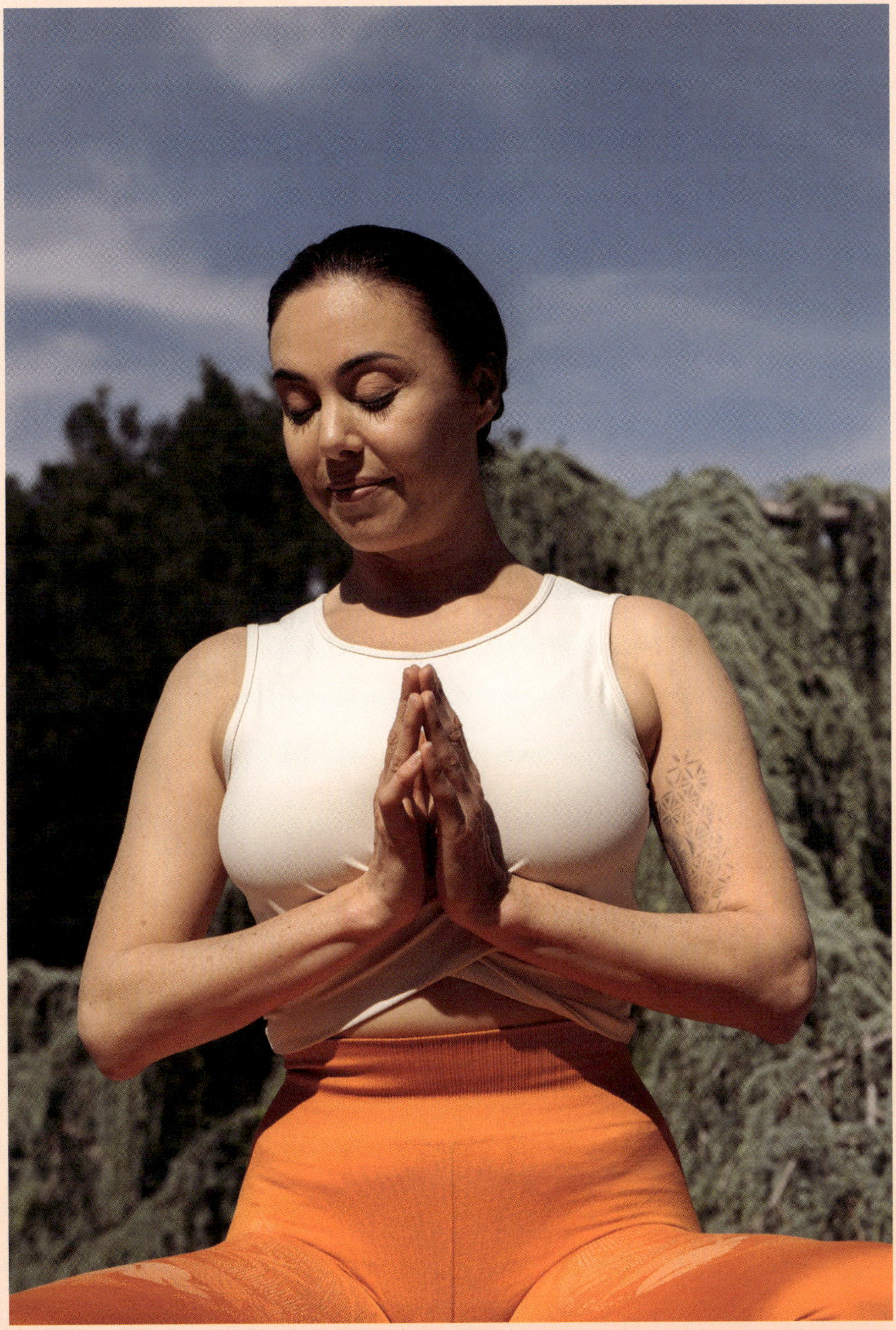

POSTURES D'ÉQUILIBRE POUR LA CONCENTRATION

Certaines postures de yoga sont particulièrement efficaces pour améliorer la concentration en exigeant de l'équilibre, de la stabilité et une attention soutenue. C'est notamment le cas de la posture de la main à gros orteil (et de sa variante sur le côté), de la posture de l'arbre et de celle du danseur.

Les bienfaits

- **Renforcent l'équilibre** du corps.
- **Améliorent la concentration** en entraînant l'esprit à rester focalisé et à ignorer les distractions afin de maintenir l'équilibre.
- **Développent la stabilité et la clarté mentales** grâce à une pratique régulière.

Retrouvez le détail des étapes pour pratiquer ces postures de la p. 153 à la p. 155.

Yoga

LA POSTURE DE LA MAIN AU GROS ORTEIL
OU UTTHITA HASTA PADANGUSTHASANA

Les étapes

1 Tenez-vous debout en posture de la montagne, ou Tadasana (voir p. 93).

2 Soulevez votre pied droit et attrapez le gros orteil avec la main droite. Si vous avez des difficultés à attraper le gros orteil, vous pouvez utiliser une sangle, en la plaçant autour de la plante du pied et en tenant l'autre extrémité de la sangle avec la main droite.

3 Redressez la jambe droite en l'allongeant vers l'avant, en gardant la colonne vertébrale droite et l'équilibre stable.

4 Fixez un point devant vous pour maintenir votre équilibre et votre concentration. Restez dans la posture pendant 5 à 10 respirations, puis revenez en Tadasana.

5 Faites la même chose de l'autre côté.

Variante côté

Au lieu d'étendre votre jambe droite devant vous, étendez-la vers le côté droit en l'allongeant le plus possible, en gardant la jambe gauche stable et droite. Regardez vers l'avant ou vers la main gauche pour défier davantage votre équilibre. Restez dans la posture pendant 5 à 10 respirations, puis changez de côté.

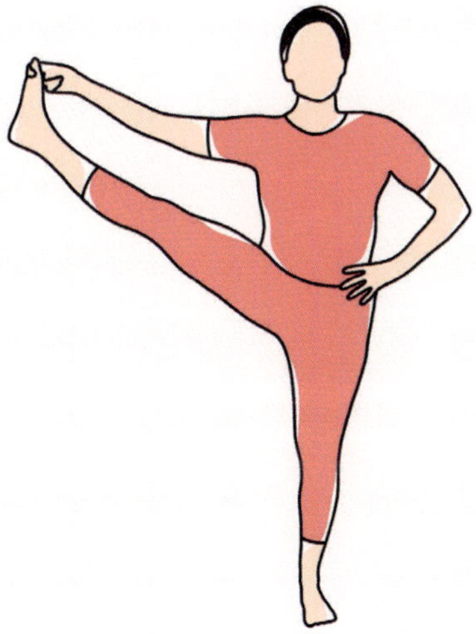

Yoga

L'ARBRE
OU VRIKSHASANA

Les étapes

1 Tenez-vous debout en posture de la montagne, ou Tadasana (voir p. 93). Distribuez votre poids de manière égale sur les deux pieds en les ancrant fermement au sol.

2 Transférez doucement votre poids sur le pied gauche. Pliez le genou droit et placez la plante du pied droit contre l'intérieur de la cuisse gauche. Si cela est difficile, placez le pied contre l'intérieur du mollet, mais évitez de le poser directement sur le genou.

3 Assurez-vous que votre bassin est bien aligné et que votre colonne vertébrale est droite. Pressez doucement le pied droit contre la cuisse gauche pour créer une tension qui aide à stabiliser la posture.

4 Joignez les paumes de vos mains devant votre poitrine en position de prière (Anjali Mudra). Si vous vous sentez stable, levez les bras au-dessus de la tête, les paumes toujours jointes, ou séparées et parallèles, paumes face à face.

5 Fixez un point immobile devant vous pour maintenir l'équilibre. Respirez profondément et régulièrement en synchronisant chaque mouvement avec votre souffle. Concentrez-vous sur votre stabilité et votre tranquillité intérieure. Maintenez la posture pendant 5 à 10 respirations, ou aussi longtemps que vous vous sentez confortable et stable.

6 Pour sortir de la posture, ramenez doucement le pied droit au sol et revenez à Tadasana.

7 Répétez les mêmes étapes de l'autre côté en transférant le poids sur le pied droit et en plaçant le pied gauche contre la cuisse droite.

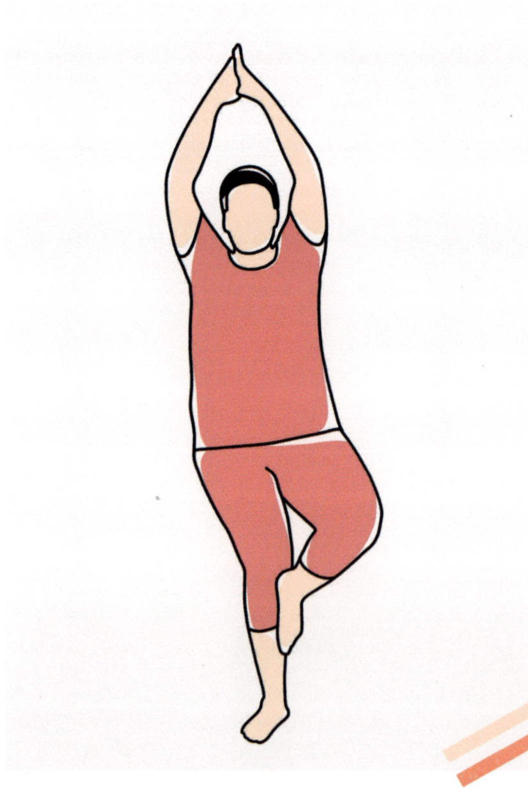

Yoga

LE DANSEUR
OU NATARAJASANA

Les étapes

1 Tenez-vous debout en posture de la montagne, ou Tadasana (voir p. 93).

2 Pliez le genou droit et attrapez votre cheville droite avec la main droite, en concentrant votre poids sur la jambe gauche.

3 Inspirez profondément et balancez votre buste vers l'avant. Soulevez la jambe droite vers l'arrière, en étendant le bras droit et en montant votre jambe le plus haut possible. Étendez le bras gauche vers l'avant pour contrebalancer et conserver l'équilibre.

4 Soulevez la poitrine et regardez droit devant. Fixez un point pour maintenir votre équilibre et votre concentration.

5 Restez dans la posture pendant 5 à 10 respirations, puis changez de côté.

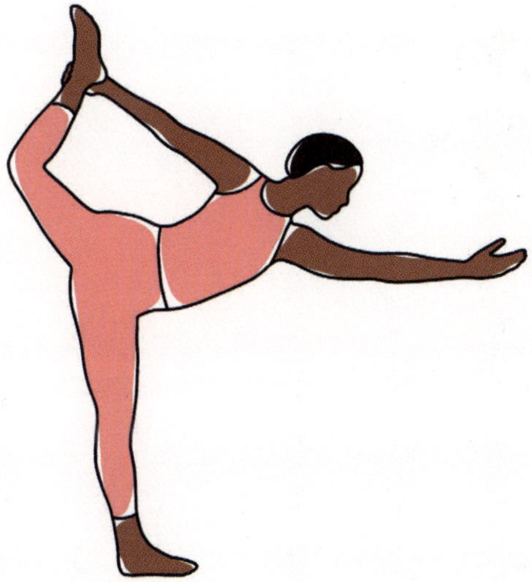

Recette ayurvédique

LAIT D'OR À L'ASHWAGANDHA

L'ashwagandha, une plante adaptogène utilisée depuis des millénaires dans la médecine ayurvédique, est réputée pour ses multiples bienfaits, notamment sur la concentration et la clarté mentale.

Pour 1 tasse
Préparation : 5 min
Cuisson : 5 min

Ingrédients
- 1 tasse de lait (lait végétal ou de vache selon votre préférence)
- 1 pincée de cannelle moulue
- 1 pincée de gingembre moulu
- 1 pincée de noix de muscade moulue
- 1 pincée de cardamome moulue
- 1 pincée de curcuma moulu
- ½ c. à c. de poudre d'ashwagandha
- Miel ou sirop d'érable (facultatif)

Préparation

Dans une petite casserole, mélangez la cannelle, le gingembre, la muscade, la cardamome et le curcuma. Ajoutez le lait, puis faites chauffer à feu moyen, en remuant régulièrement, jusqu'à ce que le lait soit chaud mais pas bouillant.

Une fois le lait chaud, ajoutez la poudre d'ashwagandha et mélangez jusqu'à ce qu'elle soit complètement dissoute. Versez le lait d'or dans une tasse et ajoutez le miel ou le sirop d'érable si vous le souhaitez. Dégustez chaud.

Conseil et contre-indication

Ajustez la quantité d'ashwagandha entre 1 pincée et 1 c. à c. selon votre goût.

Attention, faites l'impasse sur la noix de muscade si vous êtes enceinte.

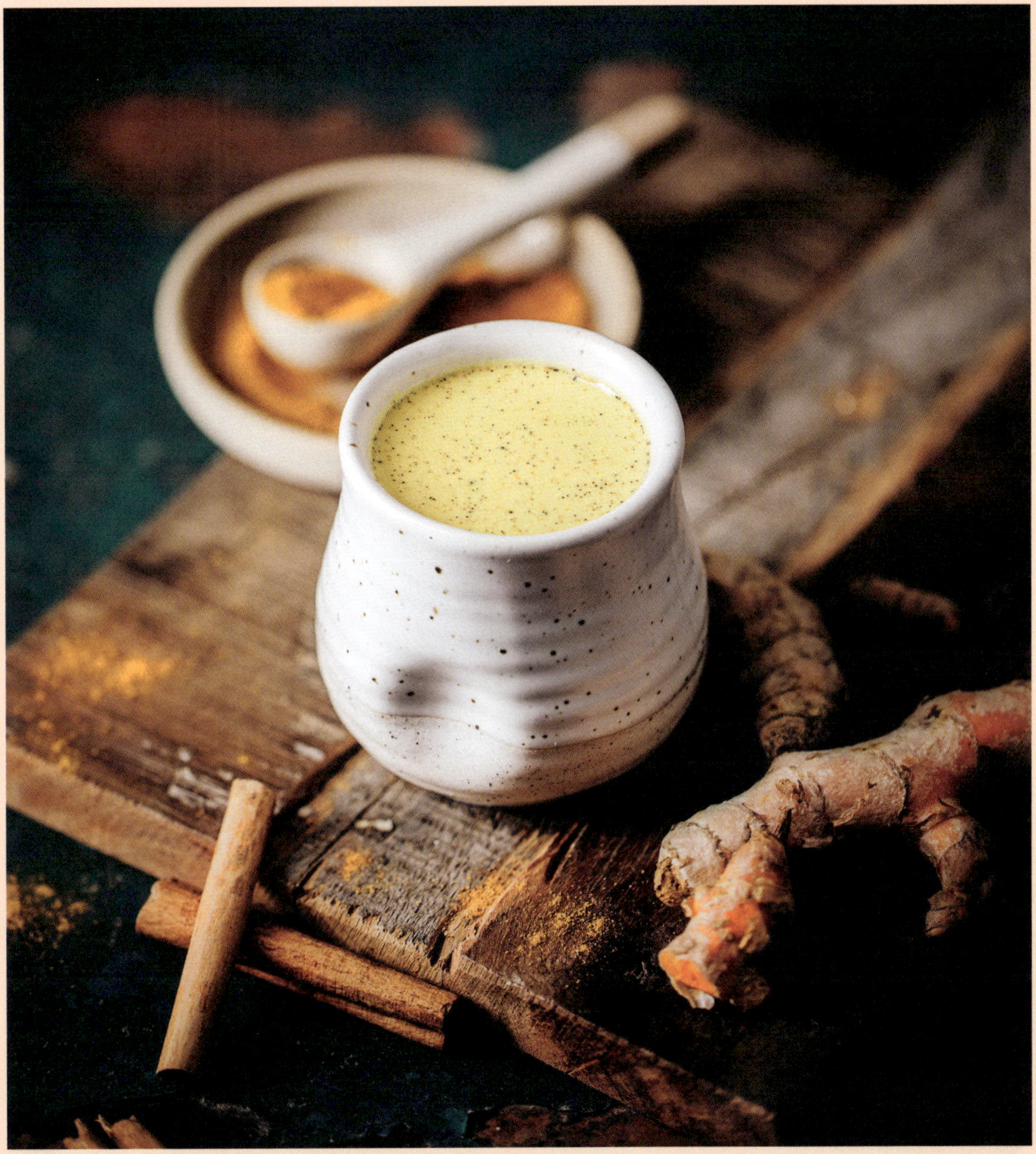

Ce qu'il y a dans votre tasse

L'ashwagandha est une plante adaptogène qui aide à réduire les niveaux de cortisol, l'hormone du stress, favorisant ainsi un état de calme propice à la concentration. Des études ont montré que l'ashwagandha peut améliorer les fonctions cognitives, y compris la mémoire et l'attention. En régulant les niveaux d'énergie et en réduisant la fatigue, il permet en effet de maintenir une attention soutenue plus longtemps.

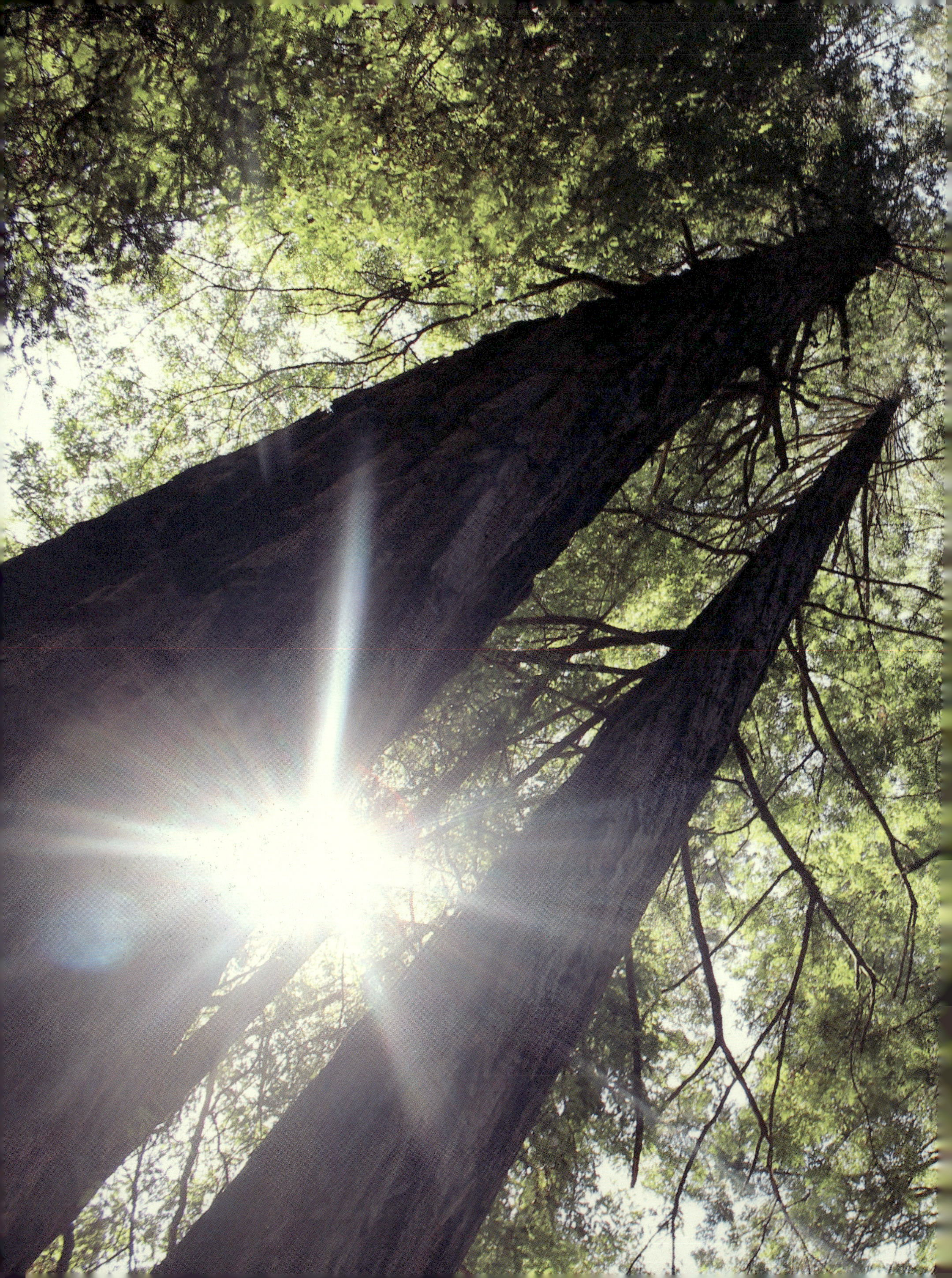

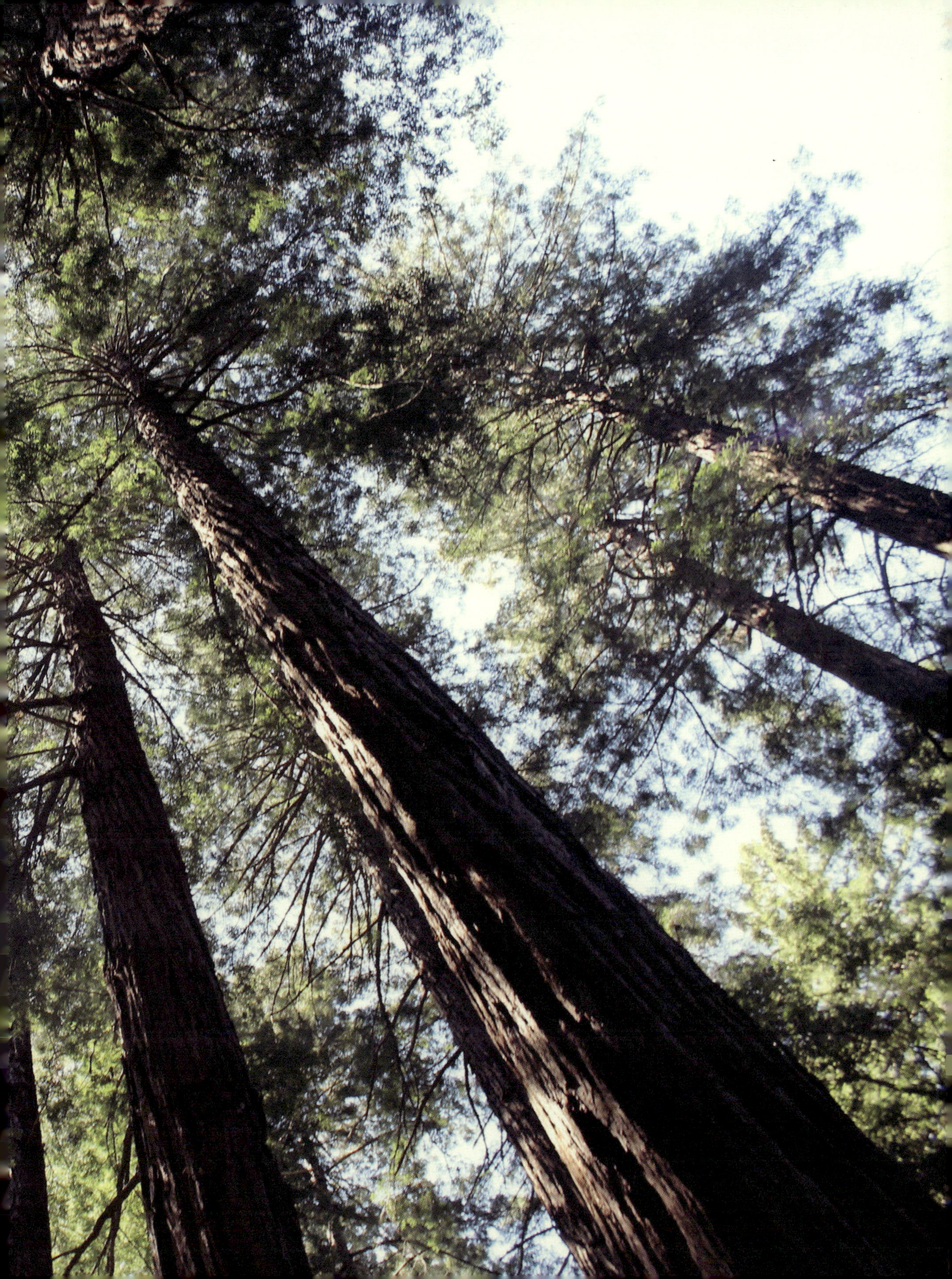

3
RETROUVER UN ÉQUILIBRE

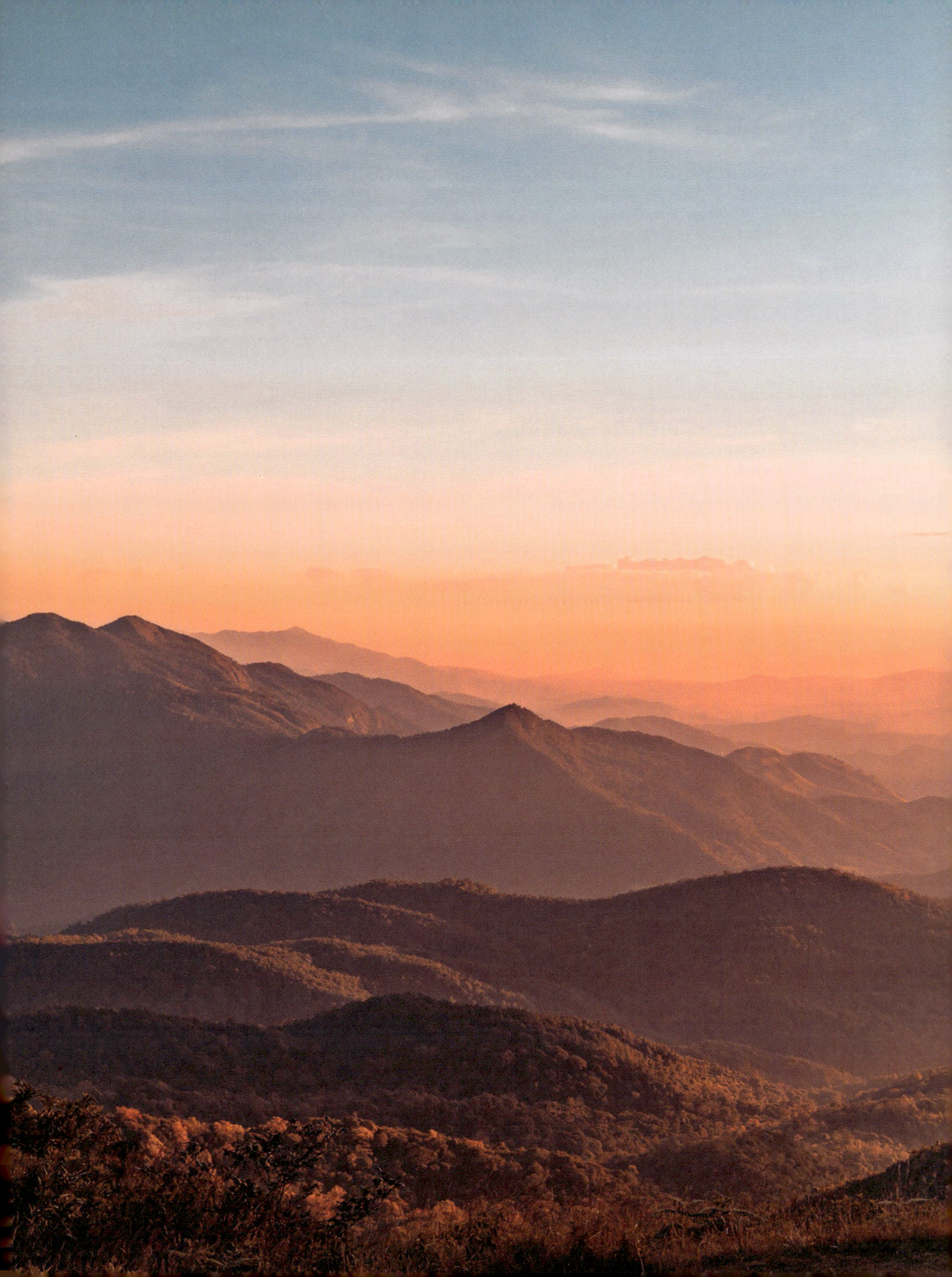

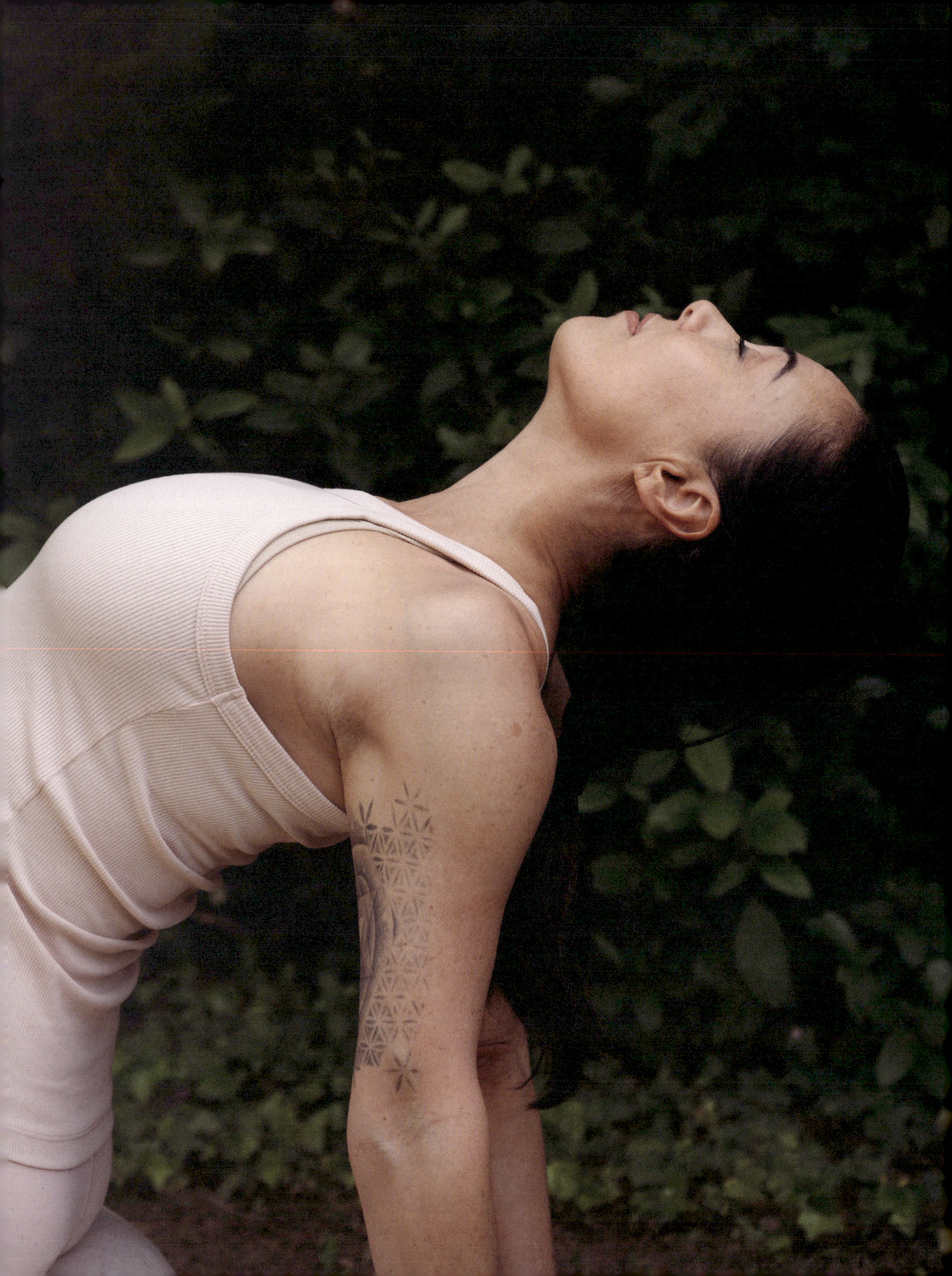

Trouver un équilibre harmonieux entre le corps, l'esprit et les émotions est un défi quotidien, surtout dans notre vie moderne bien souvent tumultueuse. Les exigences professionnelles, les responsabilités familiales et les fluctuations hormonales sont autant de facteurs pouvant perturber cet équilibre fragile. Pourtant, cet état d'harmonie est essentiel, non seulement pour le bien-être immédiat, mais aussi pour la santé à long terme.

Le yoga hormonal offre une solution naturelle et holistique pour restaurer cet équilibre, puis le maintenir. En ciblant spécifiquement les glandes hormonales par des techniques de respiration, des postures particulières et des méditations, il aide à réguler les niveaux hormonaux, à réduire le stress et à améliorer la vitalité. Ces pratiques favorisent une sensation de calme intérieur, augmentent la capacité à gérer les défis quotidiens et renforcent la résilience. L'alimentation, pour sa part, joue un rôle crucial dans le maintien de l'équilibre interne. C'est pourquoi il est primordial d'adopter un régime sain et varié dans lequel on peut intégrer des recettes faisant intervenir des ingrédients privilégiés dans l'alimentation ayurvédique. En effet, certaines recettes ayurvédiques, riches en ingrédients naturels et en épices aux propriétés bénéfiques, sont particulièrement efficaces pour soutenir la santé hormonale et le bien-être général. Nourrissant le corps de l'intérieur, elles aident à réguler la digestion et offrent une approche savoureuse pour maintenir l'équilibre général.

J'aimerais, au sein de ce chapitre, vous montrer comment les pratiques de yoga hormonal, combinées à quelques recettes ayurvédiques simples et nutritives, peuvent vous aider à trouver (ou retrouver) et maintenir un équilibre sain. Je vous propose également des techniques et des conseils pratiques pour intégrer ces méthodes dans votre quotidien sans difficultés et en faire de solides habitudes. En les adoptant, vous pourrez non seulement rétablir votre équilibre interne, mais aussi cultiver un bien-être durable et une meilleure qualité de vie.

Faciliter la digestion

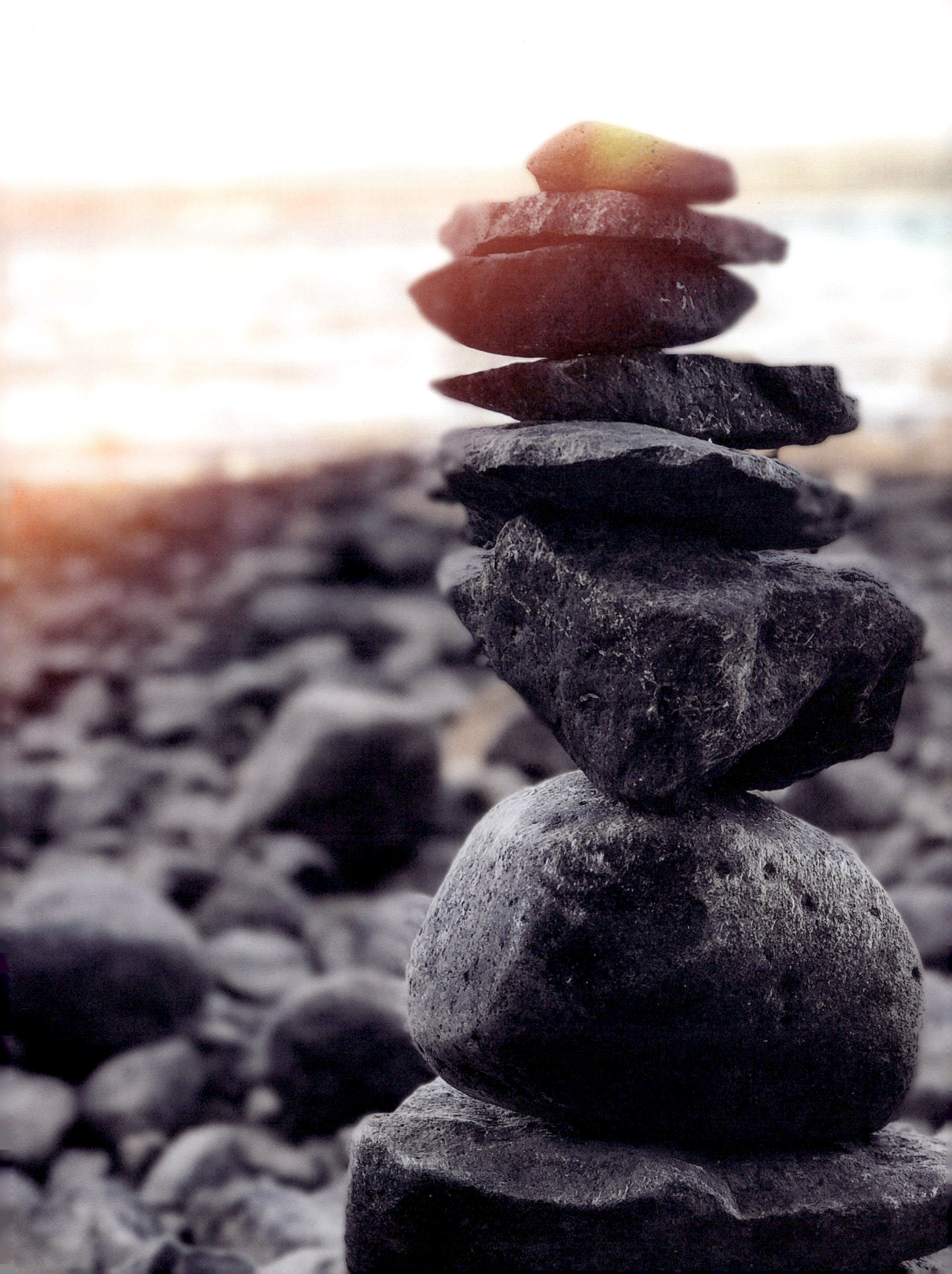

Pranayama

KAPALABHATI

Kapalabhati, ou « respiration du feu », est une technique de pranayama qui purifie les voies respiratoires, dynamise le corps et améliore la digestion ainsi que la concentration.

Les bienfaits

- **Purifie les voies respiratoires** en éliminant les toxines et le mucus des poumons et des sinus.

- **Améliore la digestion** en stimulant les organes abdominaux, augmentant ainsi le feu digestif (Agni) qui aide la digestion à se faire.

- **Augmente l'énergie**, dynamise le corps et l'esprit, procurant une sensation de vitalité et de bien-être.

- **Améliore la concentration** en entraînant l'esprit à rester focalisé et accroît la clarté mentale.

Conseils pratiques

- **Rythme et contrôle :** commencez lentement, et augmentez progressivement la vitesse et le nombre de respirations au fur et à mesure que vous vous sentez plus à l'aise.

- **Stabilité :** gardez votre corps stable et évitez de bouger les épaules ou la tête pendant la pratique.

- **Détente :** assurez-vous que votre visage et votre mâchoire restent détendus tout au long de l'exercice.

Attention, contre-indications

Évitez cette pratique si vous êtes enceinte ou si vous souffrez d'hypertension, de problèmes cardiaques ou de troubles respiratoires graves. Si vous ressentez des étourdissements ou une gêne pendant la pratique, arrêtez immédiatement et respirez normalement.

Les étapes

1 Asseyez-vous confortablement en posture facile, ou Sukhasana, ou en posture du lotus, ou Padmasana. Assurez-vous que votre colonne vertébrale est droite et vos épaules détendues. Fermez les yeux et placez vos mains sur vos genoux, paumes vers le haut.

2 Prenez quelques respirations profondes et lentes, en vous concentrant dessus, pour vous centrer et vous détendre.

3 Commencez la pratique en inspirant profondément par le nez, sentez vos poumons se remplir d'air.

4 Expirez rapidement et puissamment par le nez, en tirant votre abdomen vers l'intérieur. L'expiration est active et force l'air à sortir des poumons. L'inspiration est passive et se produit automatiquement après chaque expiration forcée.

5 Continuez ce cycle d'expiration rapide et d'inspiration passive à un rythme rapide en effectuant 20 à 30 respirations pour commencer, puis revenez à une respiration normale. Prenez quelques respirations lentes et profondes.

6 Progressivement, augmentez le nombre de cycles à 2 ou 3, selon votre confort. Prenez quelques respirations lentes et profondes après chaque cycle.

7 Terminez la pratique avec quelques respirations profondes et lentes. Restez assise en silence pendant quelques minutes, observant les sensations dans votre corps et votre esprit.

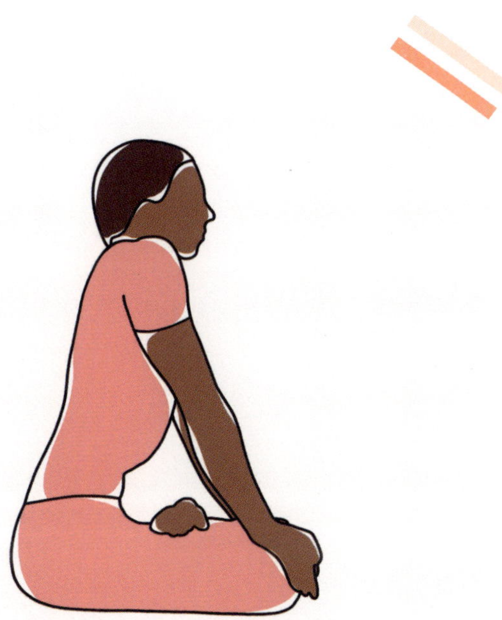

POSTURES DE TORSION POUR AMÉLIORER LA DIGESTION

Les postures de yoga impliquant des torsions sont particulièrement efficaces pour stimuler les organes digestifs, améliorer la circulation sanguine dans la région abdominale et favoriser une meilleure digestion. Ainsi, les postures de torsion assise et de torsion allongée, ainsi que la demi-posture du seigneur des poissons, sont particulièrement recommandées si vous avez des difficultés avec votre digestion.

Les bienfaits

- **Stimulent les organes digestifs** en massant les organes abdominaux tels que les intestins, le foie et le pancréas, aidant ainsi à une meilleure digestion.

- **Améliorent la circulation sanguine** car les torsions augmentent le flux sanguin vers la région abdominale, apportant plus de nutriments et d'oxygène aux organes digestifs.

- **Libèrent les toxines** en facilitant la détoxification naturelle par les organes internes.

Retrouvez le détail des étapes pour pratiquer ces postures de la p. 169 à la p. 171.

Yoga

LA TORSION ASSISE SIMPLE
OU PARIVRTTA SUKHASANA

Les étapes

1 Asseyez-vous sur un tapis de yoga, et placez-vous en posture facile, ou Sukhasana : croisez vos jambes et maintenez votre dos bien droit dans une position confortable.

2 Placez votre main droite sur votre genou gauche et votre main gauche derrière vous.

3 Inspirez profondément en allongeant la colonne vertébrale. Expirez en tournant doucement le torse vers la gauche et en dirigeant votre regard par-dessus votre épaule gauche.

4 Respirez profondément, sentez l'étirement dans votre colonne vertébrale et dans votre abdomen. À chaque inspiration, allongez davantage votre colonne vertébrale. À chaque expiration, amplifiez la torsion vers la gauche.

5 Restez dans la posture pendant 5 à 10 respirations profondes, puis remettez doucement le buste droit et revenez en posture de Sukhasana.

6 Répétez les mêmes mouvements de l'autre côté, en effectuant une torsion vers la droite.

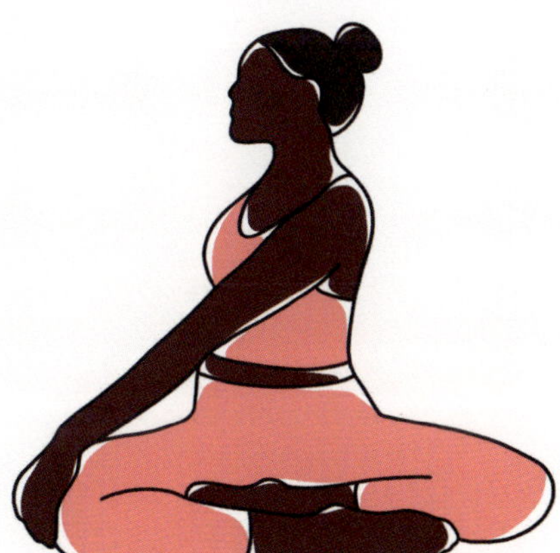

Yoga

LA DEMI-POSE DU SEIGNEUR DES POISSONS

OU ARDHA MATSYENDRASANA

Les étapes

1 Asseyez-vous sur un tapis de yoga et étendez les jambes devant vous dans la posture du bâton, ou Dandasana. Vos jambes sont droites et jointes, les orteils vers le haut.

2 Pliez le genou droit et enjambez la jambe gauche pour placer le pied droit à l'extérieur de la cuisse gauche.

3 Placez votre main droite derrière vous, et amenez le bras gauche à l'extérieur du genou droit.

4 Inspirez en allongeant la colonne vertébrale. Expirez en tournant doucement le torse vers la droite et en dirigeant votre regard par-dessus votre épaule droite.

5 Restez dans la posture pendant 5 à 10 respirations profondes. À chaque inspiration, allongez davantage votre colonne vertébrale. À chaque expiration, amplifiez la torsion vers la droite.

6 Sortez de la posture en replaçant votre buste droit et en vous remettant dans la posture de Dandasana.

7 Répétez les mêmes mouvements de l'autre côté, en effectuant une torsion vers la gauche.

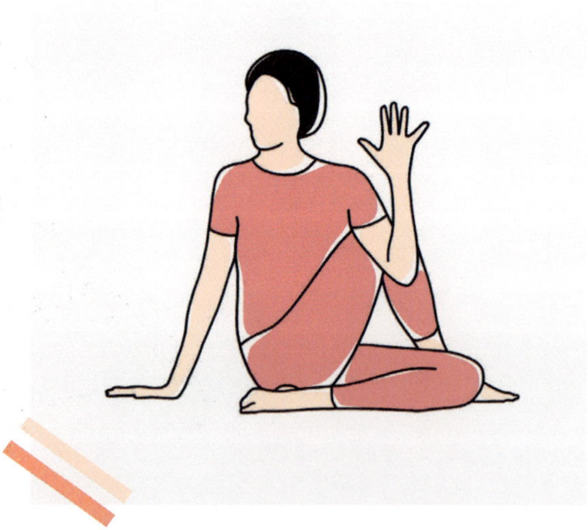

Yoga

LA TORSION ALLONGÉE
OU JATHARA PARIVARTANASANA

Les étapes

1 Allongez-vous sur le dos sur un tapis de yoga, les genoux pliés et les pieds bien à plat sur le sol.

2 Étendez les bras de chaque côté, de manière à former un « T », paumes dirigées vers le bas. Respirez profondément.

3 Ramenez doucement les genoux vers la poitrine, puis laissez-les tomber vers le côté droit tout en tournant la tête vers la gauche. Gardez les épaules ancrées au sol.

4 Respirez profondément dans la torsion en vous concentrant sur votre respiration et en sentant l'étirement le long de la colonne vertébrale et dans la région abdominale. Restez dans la posture pendant 5 à 10 respirations profondes.

5 Ramenez doucement les genoux au centre, puis procédez de même de l'autre côté.

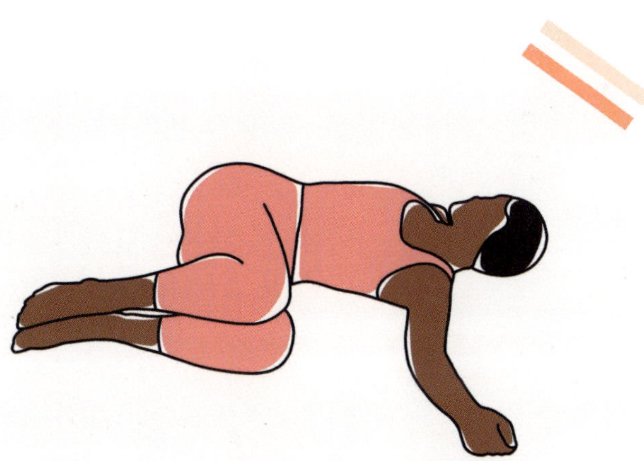

Auto-massage

POUR AMÉLIORER LA DIGESTION

L'auto-massage abdominal est une technique simple, mais efficace, pour stimuler la digestion et soulager les inconforts abdominaux.

Conseils pratiques

• **Régularité :** pour des résultats optimaux, pratiquez cet auto-massage quotidiennement, de préférence après les repas.

• **Hydratation :** buvez suffisamment d'eau tout au long de la journée pour aider votre système digestif à fonctionner correctement.

• **Température :** si vous le souhaitez, vous pouvez appliquer une compresse chaude sur votre ventre avant le massage pour détendre davantage les muscles abdominaux.

Les étapes

1 Choisissez un endroit calme et confortable. Vous pouvez par exemple vous allonger sur votre lit ou sur un tapis de yoga, ou simplement vous asseoir confortablement. Prenez quelques respirations profondes pour vous détendre.

2 Frottez vos mains ensemble pour les réchauffer avant de commencer le massage, puis placez-les à plat sur votre ventre.

3 Massez-le doucement en effectuant des mouvements circulaires dans le sens des aiguilles d'une montre. Ce sens suit la direction naturelle du côlon et aide à favoriser le mouvement des aliments à travers le système digestif. Appliquez une pression douce, mais ferme, en veillant à ne pas causer de douleur ou d'inconfort.

4 Concentrez-vous sur les zones suivantes :
- le côlon ascendant : massez du bas de l'abdomen droit en remontant vers les côtes.
- le côlon transverse : déplacez-vous horizontalement sous les côtes, de droite à gauche.
- le côlon descendant : descendez du côté gauche de l'abdomen vers le bas.
- Continuez le massage pendant environ 5 à 10 min, en prenant soin de respirer profondément et régulièrement.

Attention, contre-indications

Évitez de pratiquer cet auto-massage si vous avez une infection abdominale, une inflammation aiguë ou des blessures récentes dans la région abdominale. Si vous ressentez une douleur intense ou persistante, arrêtez le massage et consultez un ou une professionnel(le) de la santé.

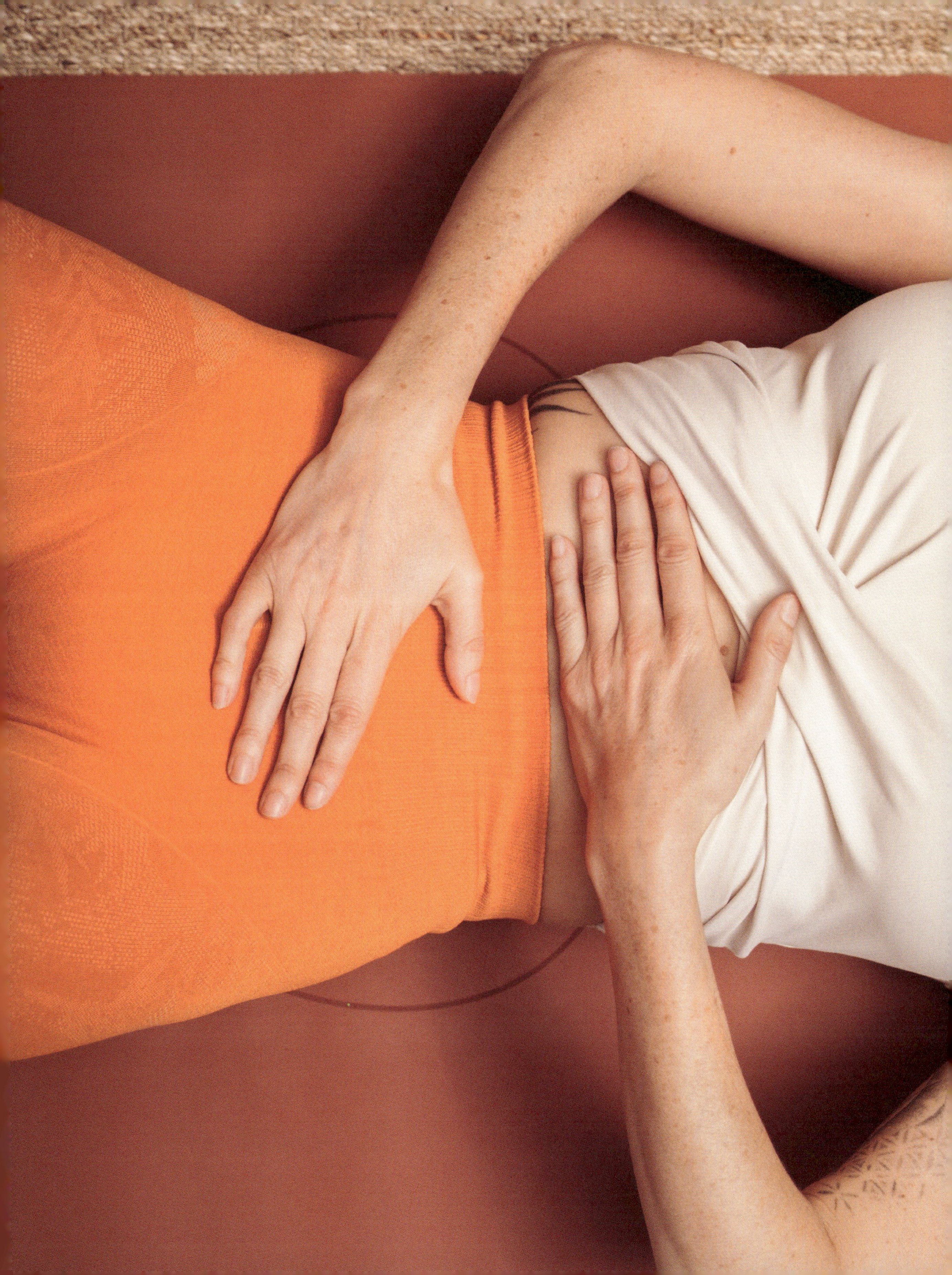

Recette ayurvédique

BOISSON DIGESTIVE AUX ÉPICES

Pour 4 personnes
Préparation : 5 min
Infusion : 5 min

Ingrédients
- 1 l d'eau
- 1 c. à c. de coriandre moulue
- 1 c. à c. de cumin moulu
- 1 c. à c. de menthe poivrée moulue
- 1 c. à c. de gingembre moulu
- Le jus de 1 citron vert
- 1 pincée de sel
- Un peu de sirop de canne (facultatif)

Préparation

Mettez l'eau dans une grande casserole et portez à ébullition sur feu moyen.

Lorsque l'eau commence à bouillir, ajoutez la coriandre, le cumin, la menthe poivrée et le gingembre. Réduisez le feu et laissez mijoter 5 min pour permettre aux épices de bien infuser dans l'eau.

Retirez alors la casserole du feu, puis ajoutez le jus de citron vert et le sel. Si vous le souhaitez, ajoutez un peu de sirop de canne pour sucrer la boisson selon votre goût.

Filtrez la préparation pour retirer les épices, puis versez la boisson dans des tasses. Buvez-la chaude ou laissez-la refroidir pour la boire plus tard.

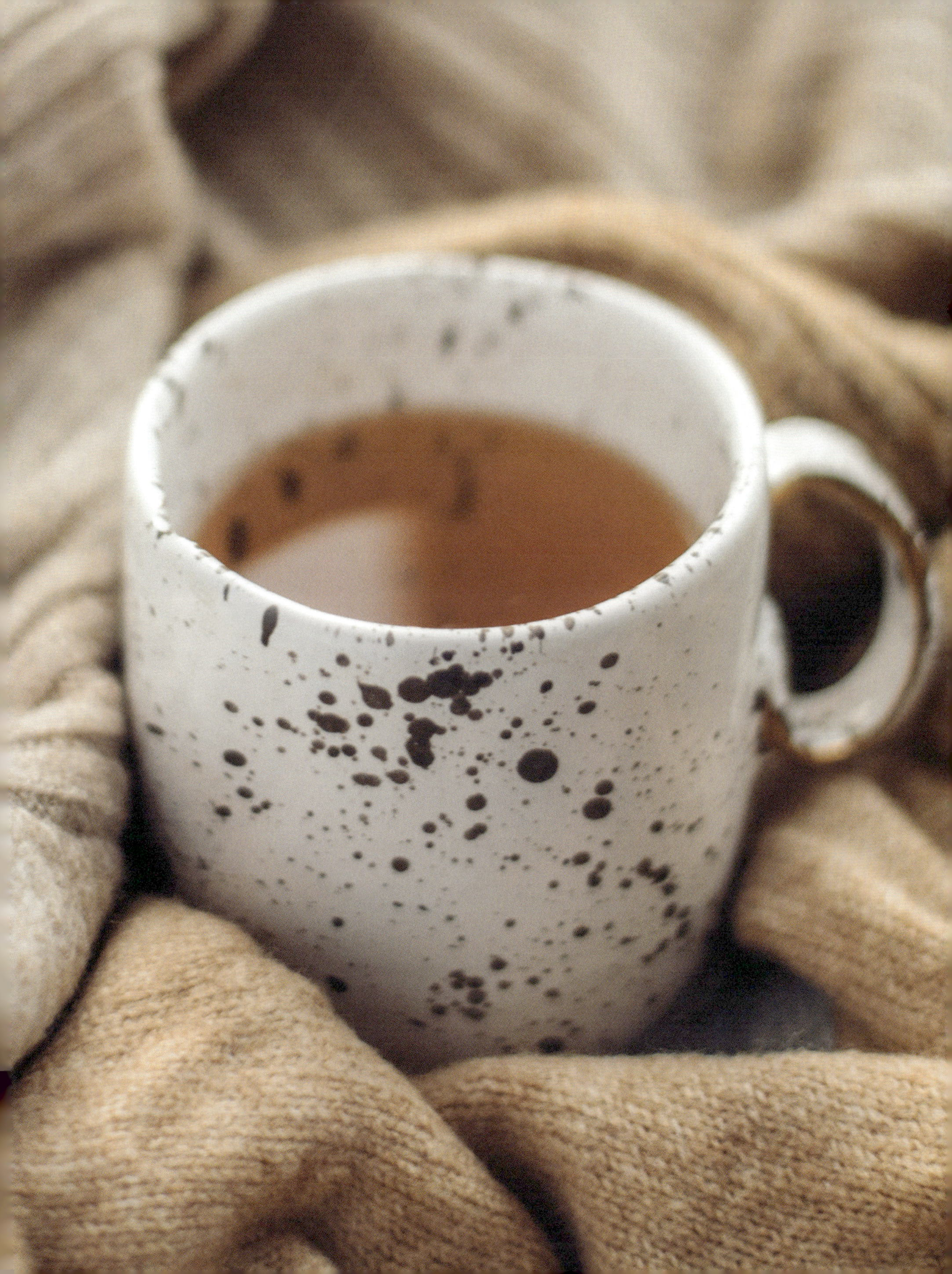

Recette ayurvédique

KITCHARI AUX LENTILLES VERTES ET LÉGUMES DE SAISON POUR LES 3 DOSHAS

Ce kitchari aux lentilles vertes et aux légumes est un plat nourrissant et équilibrant, parfait pour soutenir une digestion saine et harmoniser les doshas, surtout s'il est consommé régulièrement. Profitez des bienfaits de cette recette traditionnelle, mais également de ses saveurs avec la touche de fraîcheur apportée par les légumes. Ajustez ces derniers en fonction de la saison et de vos envies.

Conseil

Pour une meilleure digestion, consommez ce kitchari chaud.

Pour 2 personnes
Préparation : 20 min
Cuisson : 50 min
Repos : 4 à 6 h

Ingrédients

- 1 tasse de lentilles vertes (ou mung dal vert)
- 1 c. à s. de bicarbonate de soude
- ½ tasse de riz basmati
- 1 cm de gingembre frais (ou 1 c. à c. en poudre)
- 1 carotte
- 1 courgette
- 1 petite courge ou ¼ de butternut
- 6 tasses d'eau
- 1 c. à s. de ghee (ou d'huile de coco pour une option vegan)
- 1 c. à c. de graines de cumin
- 1 c. à c. de graines de moutarde
- 1 c. à c. de curcuma moulu
- 1 c. à c. de coriandre moulue
- ½ c. à c. de fenugrec moulu
- ¼ c. à c. d'asafoetida (hing) (facultatif)
- 1 poignée de coriandre fraîche
- Le jus de 1 citron vert
- Sel

Préparation

Rincez les lentilles, puis faites-les tremper dans de l'eau avec le bicarbonate pendant au moins 4 à 6 h pour aider à réduire l'acidité et les effets gazeux.

Rincez bien les lentilles à l'eau claire. Rincez le riz basmati avec de l'eau froide jusqu'à ce que cette dernière soit claire. Réservez.

Pelez et râpez le gingembre frais. Lavez la carotte et la courgette. Pelez la carotte et la courge. Coupez tous les légumes en cubes.

Dans une grande casserole, portez les 6 tasses d'eau à ébullition. Ajoutez les lentilles et le riz, puis laissez mijoter à feu doux et à couvert pendant 20 min. Ajoutez alors les légumes et laissez mijoter 15 à 20 min supplémentaires, jusqu'à ce que les légumes, les lentilles et le riz soient tendres et bien cuits.

Faites chauffer le ghee ou l'huile de coco à feu moyen dans une petite poêle. Ajoutez les graines de cumin et de moutarde et faites-les griller jusqu'à ce qu'elles commencent à éclater.

Ajoutez ensuite le curcuma, la coriandre moulue, le fenugrec, le gingembre râpé et l'asafoetida. Faites sauter les épices 1 à 2 min jusqu'à ce qu'elles dégagent leurs arômes, puis mettez-les dans la casserole contenant les lentilles, le riz et les légumes. Salez à votre goût et mélangez bien. Laissez mijoter le tout encore 5 à 10 min pour permettre aux saveurs de bien se marier, et retirez la casserole du feu. Ajoutez la coriandre fraîche hachée et le jus de citron vert juste avant de servir. Mélangez bien et ajustez l'assaisonnement si nécessaire.

Limiter la prise de poids

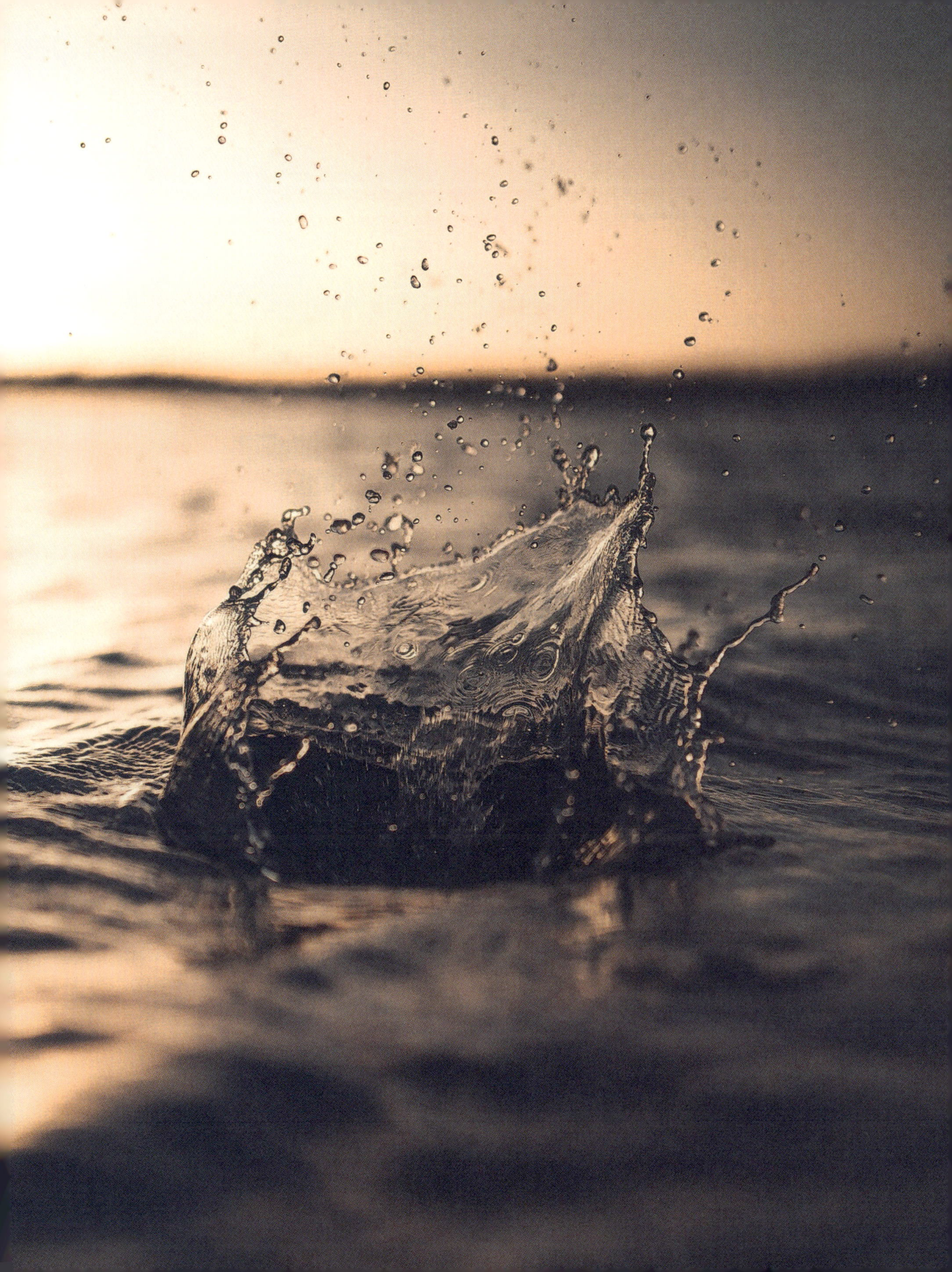

Pranayama

BHASTRIKA

Le pranayama Bhastrika, ou « respiration en soufflet », est une technique puissante de respiration yogique, bénéfique pour de nombreux aspects de la santé, notamment pour stimuler le métabolisme. Cela peut aider à contrôler le poids. La pratique est caractérisée par une série d'inspirations et d'expirations rapides et rythmées qui ressemblent au fonctionnement d'un soufflet de forge.

Attention, précautions et contre-indications

Conditions médicales particulières : évitez d'avoir recours à cette pratique si vous souffrez de problèmes cardiaques, d'hypertension ou de problèmes respiratoires comme l'asthme.

Grossesse : cette pratique n'est pas recommandée pour les femmes enceintes en raison de l'intensité des respirations et de la pression potentielle qu'elles peuvent exercer sur l'abdomen.

Menstruations : il est également conseillé d'éviter Bhastrika pendant la période de règles, car les contractions abdominales intensives auxquelles elle donne lieu peuvent être inconfortables et perturber le flux menstruel.

Supervision : il est préférable de pratiquer cette respiration sous la supervision de quelqu'un d'expérimenté, surtout si vous êtes débutante ou si vous avez des conditions médicales préexistantes.

Les étapes

1 Asseyez-vous dans une position confortable, sur une chaise par exemple, ou au sol en posture de lotus ou demi-lotus. Gardez le dos droit et les épaules détendues. Mettez les mains sur les genoux.

2 Inspirez rapidement et profondément par le nez, tout en gonflant votre ventre. Expirez tout aussi rapidement par le nez, en contractant les muscles abdominaux pour vider complètement les poumons.

3 Répétez ce cycle de manière rythmée et continue pendant 30 s environ, en commençant avec une vitesse modérée et en augmentant progressivement l'intensité si vous vous sentez à l'aise.

4 Faites une pause en reprenant quelques respirations normales, puis recommencez pour un nouveau cycle. Vous pouvez augmenter la durée du cycle progressivement jusqu'à 1 min à mesure que votre capacité s'améliore.

5 Pratiquez Bhastrika pour 2 à 3 cycles, chacun d'une durée de 30 s à 1 min, en faisant une petite pause entre chaque cycle pour respirer normalement et observer les sensations dans votre corps.

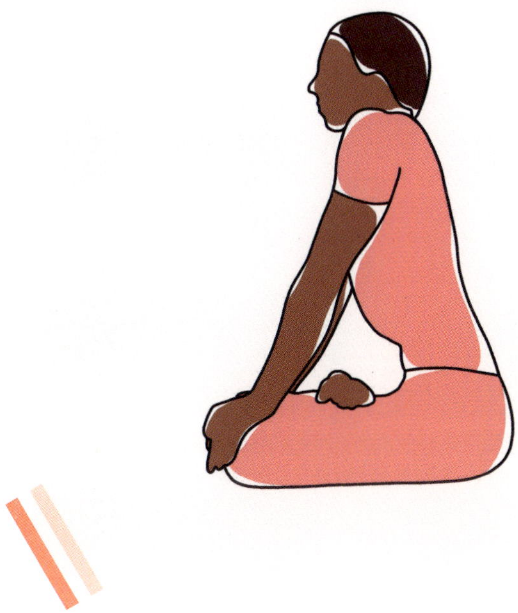

POSTURES ACTIVES POUR LIMITER LA PRISE DE POIDS

Les postures de yoga, notamment celles actives et se faisant debout, peuvent être très efficaces pour la gestion du poids. Elles aident à brûler des calories, à renforcer et à tonifier les muscles, et à améliorer le métabolisme global. C'est le cas par exemple des guerriers I, II et III, et de la posture de la chaise.

Les bienfaits

- **Engagent et tonifient** les quadriceps, ischio-jambiers, fessiers, mollets, tronc et bras, augmentant et renforçant la masse musculaire et améliorant le métabolisme.

- **Renforcent l'équilibre et la stabilité** en renforçant les muscles stabilisateurs et améliorent la posture et la coordination.

- **Stimulent la circulation sanguine** en améliorant l'oxygénation des muscles et des organes, ce qui favorise un métabolisme efficace.

Retrouvez le détail des étapes pour pratiquer ces postures de la p. 183 à la p. 187.

Yoga

LE GUERRIER I
OU VIRABHADRASANA I

Les étapes

1 Tenez-vous debout, les pieds joints et les bras le long du corps, en posture de la montagne, ou Tadasana (voir p. 93).

2 Faites un grand pas en avant avec votre jambe droite, gardant le pied gauche en arrière, tourné légèrement vers l'intérieur à environ 45°.

3 Fléchissez le genou droit de sorte qu'il soit aligné directement au-dessus de la cheville droite et qu'il forme un angle droit. Votre cuisse droite doit être parallèle au sol.

4 Levez les bras et étendez-les au-dessus de votre tête, les paumes se faisant face ou les mains jointes. Tirez les épaules loin des oreilles pour allonger le cou.

5 Fixez un point devant vous pour aider à stabiliser la posture. Gardez la colonne vertébrale droite et le torse légèrement incliné vers l'avant.

6 Maintenez cette position pendant 30 s à 1 min en respirant profondément et calmement.

7 Pour sortir de la posture, ramenez la jambe droite au niveau de la gauche et remettez vos bras le long du corps. Répétez la même chose de l'autre côté.

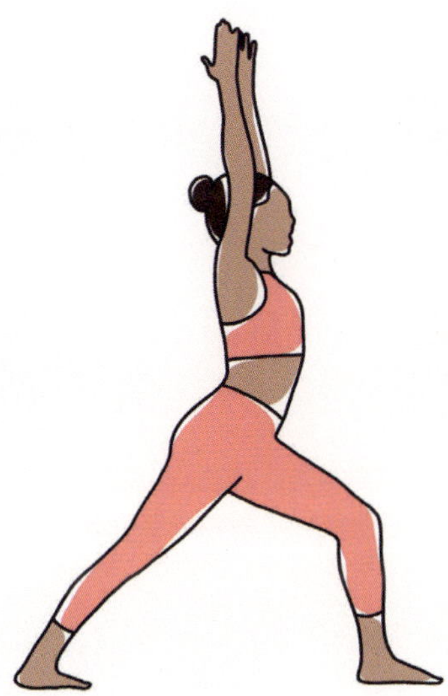

Yoga

LE GUERRIER II
OU VIRABHADRASANA II

Les étapes

1 Tenez-vous debout, écartez vos pieds l'un de l'autre d'environ 1 m ou 1m20, selon votre taille, en les gardant parallèles. Tournez le pied droit vers l'extérieur à 90° et le pied gauche légèrement vers l'intérieur.

2 Fléchissez le genou droit pour qu'il soit aligné avec la cheville droite, en formant un angle droit. Votre cuisse droite doit être parallèle au sol et votre genou ne doit pas dépasser la pointe de votre pied. La jambe gauche est tendue.

3 Étendez vos bras horizontalement de chaque côté de votre buste de manière à ce qu'ils forment une ligne droite parallèle au sol, les paumes tournées vers le bas. Engagez les muscles de vos bras.

4 Tournez la tête vers la droite en dirigeant votre regard par-dessus votre main droite. Gardez votre torse ouvert et aligné avec vos hanches.

5 Gardez les épaules détendues et éloignées des oreilles. Maintenez la posture pendant 30 s à 1 min.

6 Pour sortir de la posture, redressez la jambe droite, tournez les pieds pour qu'ils soient parallèles. Répétez la même chose de l'autre côté.

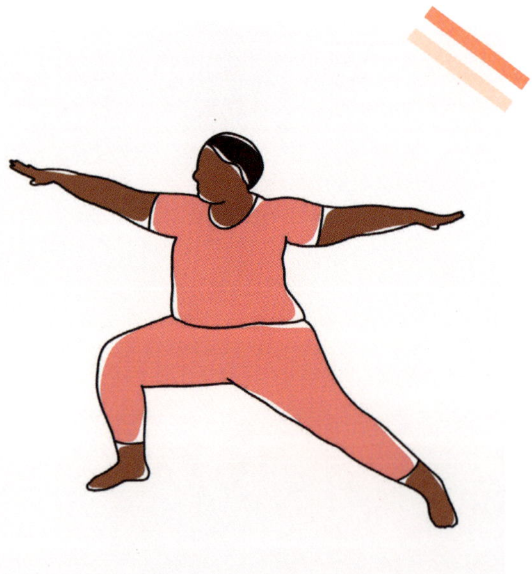

Yoga

LE GUERRIER III
OU VIRABHADRASANA III

Les étapes

1 Tenez-vous debout, les pieds joints et les bras le long du corps, en posture de la montagne, ou Tadasana (voir p. 93). Concentrez-vous sur votre équilibre.

2 Inclinez le torse vers l'avant tout en levant la jambe gauche tendue vers l'arrière, jusqu'à ce que votre corps et votre jambe gauche forment une ligne droite horizontale parallèle au sol.

3 Si vous êtes débutante, gardez les mains jointes au niveau de votre cœur. Pour plus de défi, étendez vos bras devant vous, parallèles au sol dans l'allongement du buste.

4 Gardez la hanche de la jambe levée parallèle au sol. Fixez un point au sol pour maintenir votre équilibre.

5 Tenez la pose pendant 15 à 30 s, en respirant uniformément.

6 Sortez de la posture en redressant votre buste et en ramenant la jambe gauche au niveau de la droite. Répétez la même chose de l'autre côté.

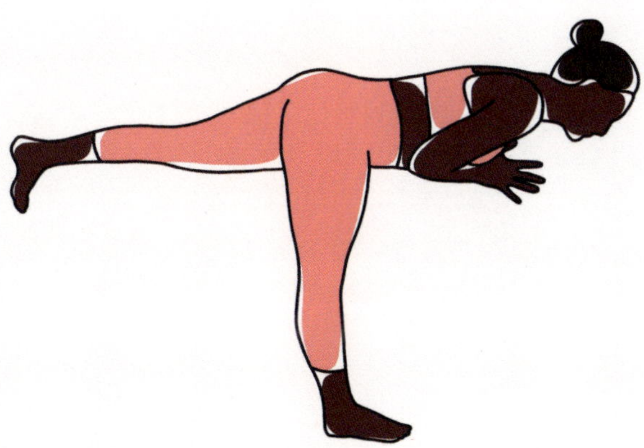

Retrouver

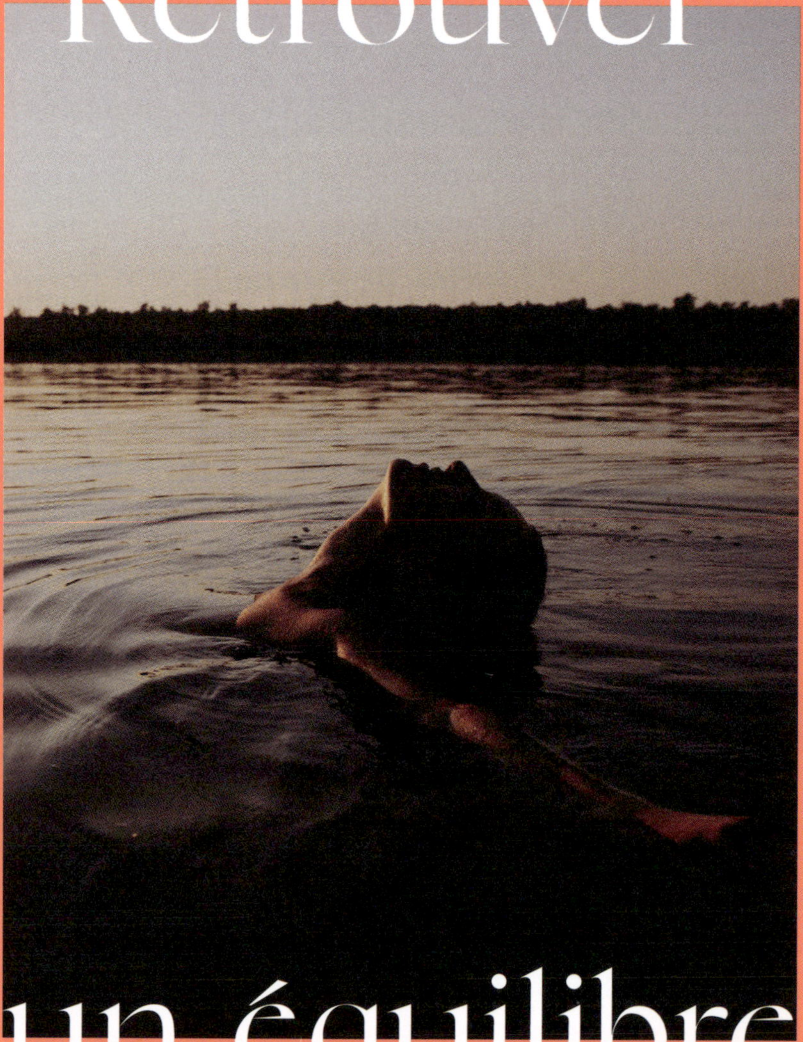

un équilibre

Yoga

LA CHAISE
OU UTKATASANA

Les étapes

1 Tenez-vous debout, les pieds joints et les bras le long du corps, en posture de la montagne, ou Tadasana (voir p. 93).

2 Pliez les genoux et baissez les hanches comme si vous étiez sur le point de vous asseoir sur une chaise, en veillant à ce que vos genoux restent alignés avec vos chevilles, du moins qu'ils ne dépassent pas vos orteils.

3 Levez les bras au-dessus de votre tête, parallèles l'un à l'autre. Engagez vos abdominaux et gardez le dos droit pour éviter de trop cambrer la colonne vertébrale.

4 Restez dans cette position pendant 30 s à 1 min, en respirant profondément.

5 Pour sortir de la posture, redressez les jambes et redescendez vos bras le long du corps.

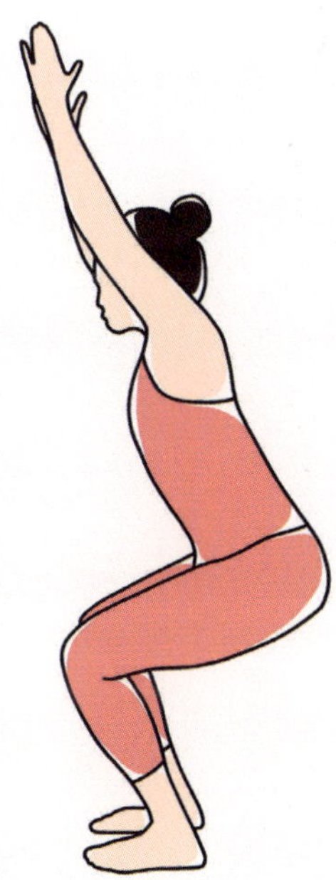

Régulariser les cycles

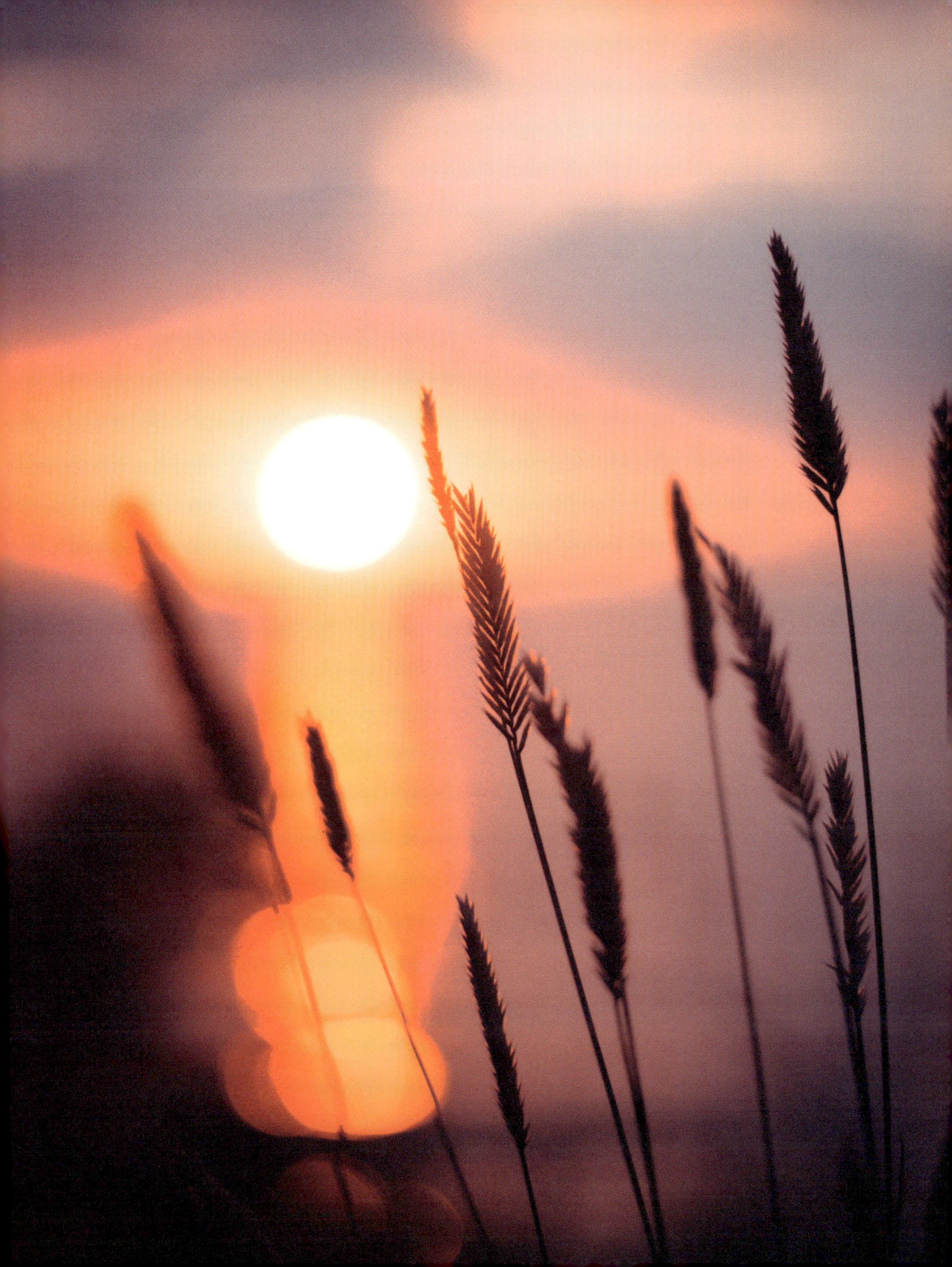

Pranayama

NADI SHODHANA

Nadi Shodhana, ou « la respiration alternée par les narines », est une technique de pranayama qui peut être utilisée pour aider à régulariser les cycles naturels du corps, y compris les cycles menstruels.

Les bienfaits

- **Aide à équilibrer le système endocrinien** qui régule les hormones. En équilibrant les nadis, cette pratique peut aider à stabiliser les niveaux hormonaux, ce qui est essentiel pour des cycles menstruels réguliers et sains.

- **Réduit le stress et l'anxiété** en calmant le système nerveux, ce qui aide à maintenir un niveau de cortisol bas et favorise des cycles menstruels réguliers.

- **Maintient l'équilibre de l'énergie vitale** – Prana – dans le corps, ce qui est essentiel pour le bon fonctionnement de tous les systèmes corporels, y compris le système reproducteur.

Les étapes

1 Asseyez-vous confortablement, le dos bien droit et les épaules détendues. Vous pouvez vous asseoir sur une chaise, ou bien sur le sol en position de lotus ou de demi-lotus.

2 Utilisez toujours la main droite pour contrôler les narines. Pliez l'index et le majeur vers la paume, laissant le pouce, l'annulaire et l'auriculaire étendus.

3 Commencez avec une respiration complète : inspirez profondément puis expirez complètement par les 2 narines pour vider vos poumons.

4 Inspirez à nouveau. Utilisez l'annulaire de la main droite pour fermer doucement la narine gauche, et expirez complètement par la narine droite.

5 Inspirez profondément par la narine droite. Fermez la narine droite avec le pouce et relâchez la pression de l'annulaire sur la narine gauche. Expirez complètement par la narine gauche.

6 Inspirez profondément par la narine gauche, puis utilisez à nouveau l'annulaire pour fermer la narine gauche. Expirez par la narine droite, avant de recommencer et d'inspirer par cette même narine.

7 Continuez la séquence en alternant ainsi les respirations entre chaque narine. Chaque cycle comprend une expiration et une inspiration à travers une narine avant de changer de côté.

8 Répétez ces cycles pendant 10 à 15 min en gardant les yeux fermés et en vous concentrant sur votre respiration ou un point fixe entre les sourcils pour aider à calmer l'esprit.

9 Après avoir terminé vos cycles de respiration, allongez-vous sur le dos, les bras et les jambes légèrement écartés, paumes vers le haut, en śavāsana. Restez ainsi quelques minutes pour intégrer les effets de la pratique.

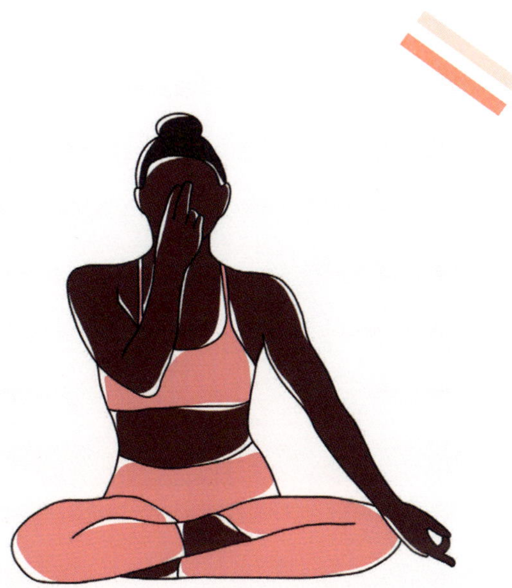

POSTURES POUR RÉGULER LES CYCLES MENSTRUELS

Certaines postures de yoga peuvent aider en cas de cycles irréguliers. C'est notamment le cas de la guirlande, à réaliser dans une version modifiée avec les pieds contre un mur, de la posture du demi-pont et de celle du héros face vers le bas. Elles peuvent être intégrées dans une pratique régulière pour aider à améliorer la santé menstruelle et réduire le stress, contribuant ainsi à un meilleur équilibre hormonal et à une plus grande régularité des cycles menstruels.

Les bienfaits

- **Détendent le bassin**, en étirant notamment les muscles de l'aine, du dos et des cuisses et en les renforçant.

- **Améliorent la circulation sanguine** dans la région du bassin et du dos, tout en étirant les muscles du bassin, du dos, de l'aine.

- **Permettent une relaxation profonde**, bénéfique pour réduire le stress, en permettant au corps de relâcher les tensions accumulées.

Retrouvez le détail des étapes pour pratiquer ces postures de la p. 193 à la p. 195.

Yoga

LA GUIRLANDE COUCHÉE (AVEC LES PIEDS SUR UN MUR) OU SUPTA MALASANA (VARIANTE)

Cette version modifiée de la posture de la guirlande, ou Malasana, permet de détendre les muscles du bassin et de favoriser une meilleure circulation sanguine dans cette région grâce à la gravité.

Les étapes

1 Asseyez-vous parallèlement à un mur, face à lui, avec vos hanches aussi près que possible de celui-ci.

2 Allongez-vous sur le dos, soulevez vos jambes et placez-les contre le mur. Les fesses doivent être au plus près du mur, ou légèrement éloignées selon votre niveau de confort.

3 Écartez légèrement vos pieds à la largeur du bassin, ou plus si nécessaire. Laissez les genoux s'ouvrir doucement sur les côtés et vos pieds se rapprocher, se touchant presque.

4 Étendez vos bras sur les côtés avec les paumes vers le haut pour aider à ouvrir votre poitrine et détendre vos épaules.

5 Restez dans cette position pendant 5 à 10 min. Respirez profondément pour encourager un état de relaxation profonde.

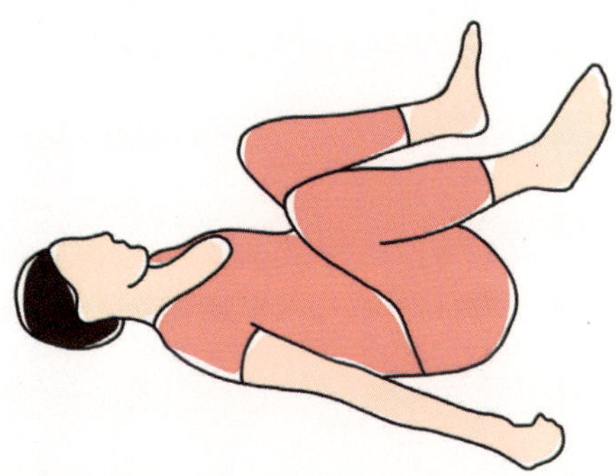

Yoga

LE DEMI-PONT
OU SETU BANDHASANA

Le demi-pont est une posture clé pour renforcer les muscles du dos et du bassin, tout en améliorant la circulation sanguine dans ces régions.

Les étapes

1 Allongez-vous sur le dos sur un tapis de yoga, les genoux pliés et les pieds à plat sur le sol, écartés à la largeur des hanches.

2 En inspirant, poussez sur vos pieds et soulevez vos hanches vers le ciel. Gardez vos mains et bras à plat sur le sol pour un soutien supplémentaire, ou entrelacez vos doigts sous votre dos pour ouvrir davantage votre poitrine.

3 Assurez-vous que vos genoux restent alignés avec vos chevilles et qu'ils ne s'écartent pas latéralement.

4 Maintenez la posture pendant 30 s à 1 min, en respirant profondément. Sentez la force dans vos jambes et dans votre bassin tout en détendant vos épaules et votre cou.

5 Pour sortir de la posture, déverrouillez vos mains et roulez lentement la colonne vertébrale sur le sol, vertèbre par vertèbre.

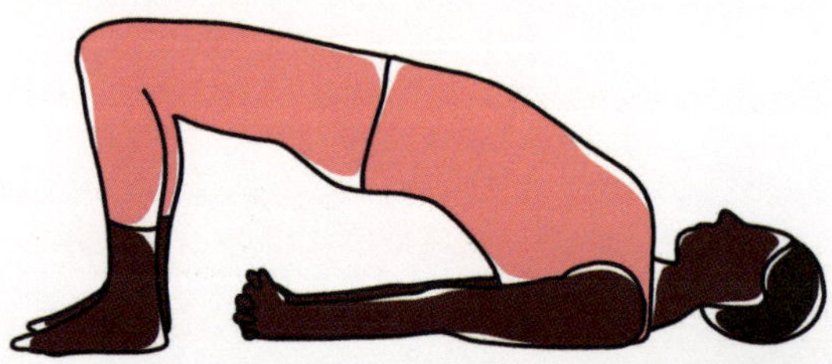

Yoga

LE HÉROS FACE VERS LE BAS (AVEC BOLSTER) OU ADHO MUKHA VIRASANA (VARIANTE)

Cette posture est excellente pour étirer le dos et les cuisses tout en offrant un soutien confortable pour s'abandonner complètement à la relaxation.

Les étapes

1 Mettez-vous à genoux sur un tapis de yoga. Écartez les genoux vers l'extérieur. Placez un bolster ou entre vos jambes écartées tout en restant à genoux.

2 Asseyez-vous sur vos talons, ou sur le bolster si la pression sur les chevilles est trop intense, et inclinez votre torse en avant sur le bolster.

3 Étendez les bras devant vous pour un étirement additionnel. Vous pouvez aussi laisser vos bras reposer le long du corps pour plus de détente si vous le souhaitez.

4 Maintenez cette position pendant 1 à 3 min, en vous concentrant sur votre respiration, qui doit être lente et profonde. Fermez les yeux pour augmenter l'effet de relaxation et permettre au corps de libérer toutes les tensions.

5 Sortez de la posture en poussant doucement sur vos mains et revenez en position assise.

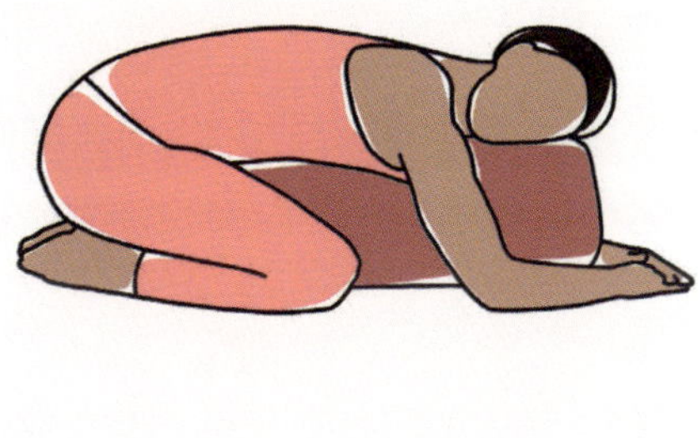

ANNEXES

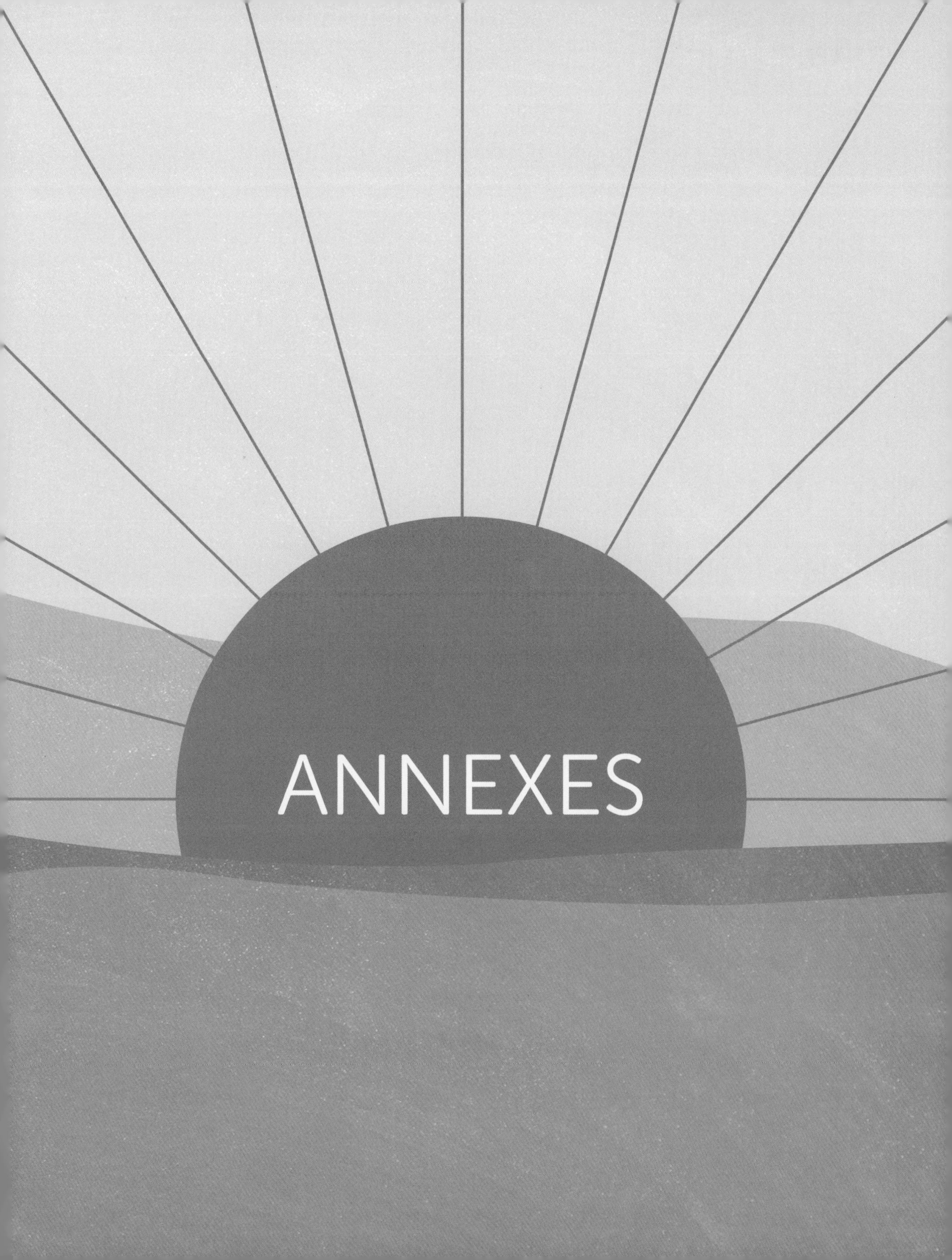

CONCLUSION & REMERCIEMENTS

Ce livre est né d'un désir profond et personnel de contribuer à la santé et au bien-être des femmes. En tant que femme, ayant moi-même traversé des défis liés à la santé reproductive et au bien-être, j'ai souvent ressenti une frustration face au manque de ressources et de recherches disponibles sur le sujet. Les douleurs menstruelles, le stress ou encore les fluctuations de poids peuvent être débilitants, et l'absence de solutions complètes et accessibles rend ces expériences encore plus difficiles à gérer.

Comme beaucoup de femmes autour de moi, j'ai cherché des réponses et des solutions à ces problèmes tout au long de ma vie. Que ce soit les douleurs menstruelles de l'adolescence, le stress accablant lié à la gestion d'une entreprise, ou les défis liés à la gestion du poids, ces expériences nous relient toutes par un fil commun de lutte et de résilience. C'est cette communauté de femmes, partageant des histoires et des expériences similaires, qui m'a inspirée à chercher des approches holistiques pour soulager et surmonter ces difficultés.

Au fil des ans, j'ai découvert que des pratiques comme le yoga hormonal et l'Ayurveda pouvaient offrir des bienfaits significatifs pour la santé reproductive et le bien-être général.

Ces méthodes naturelles et intégratives ont non seulement transformé ma vie, mais elles m'ont également montré une voie vers une meilleure santé physique et émotionnelle. C'est avec cette conviction et cette passion que j'ai entrepris d'écrire ce livre, dans l'espoir de partager ces découvertes avec vous.

Je tiens à exprimer ma profonde gratitude à toutes les personnes qui ont contribué à la réalisation de ce projet.

À ma famille et à mes amis. Merci pour votre soutien inébranlable et votre encouragement constant.

À mes enseignants de yoga et d'Ayurveda, votre sagesse et votre guidance ont été inestimables.

À toutes les femmes qui ont partagé leurs histoires et leurs expériences, vous m'avez incitée à persévérer et à offrir ce livre comme une ressource précieuse.

Enfin, je souhaite remercier les lectrices de ce livre. J'espère que ces pages vous apporteront des outils pratiques et des perspectives nouvelles pour améliorer votre santé et votre bien-être. Puissiez-vous trouver dans ces lignes un soutien et une inspiration pour embrasser une approche holistique de votre santé reproductive et émotionnelle. Ensemble, nous pouvons créer une communauté de femmes plus fortes, en meilleure santé et plus épanouies.

Avec toute ma gratitude,
Julie

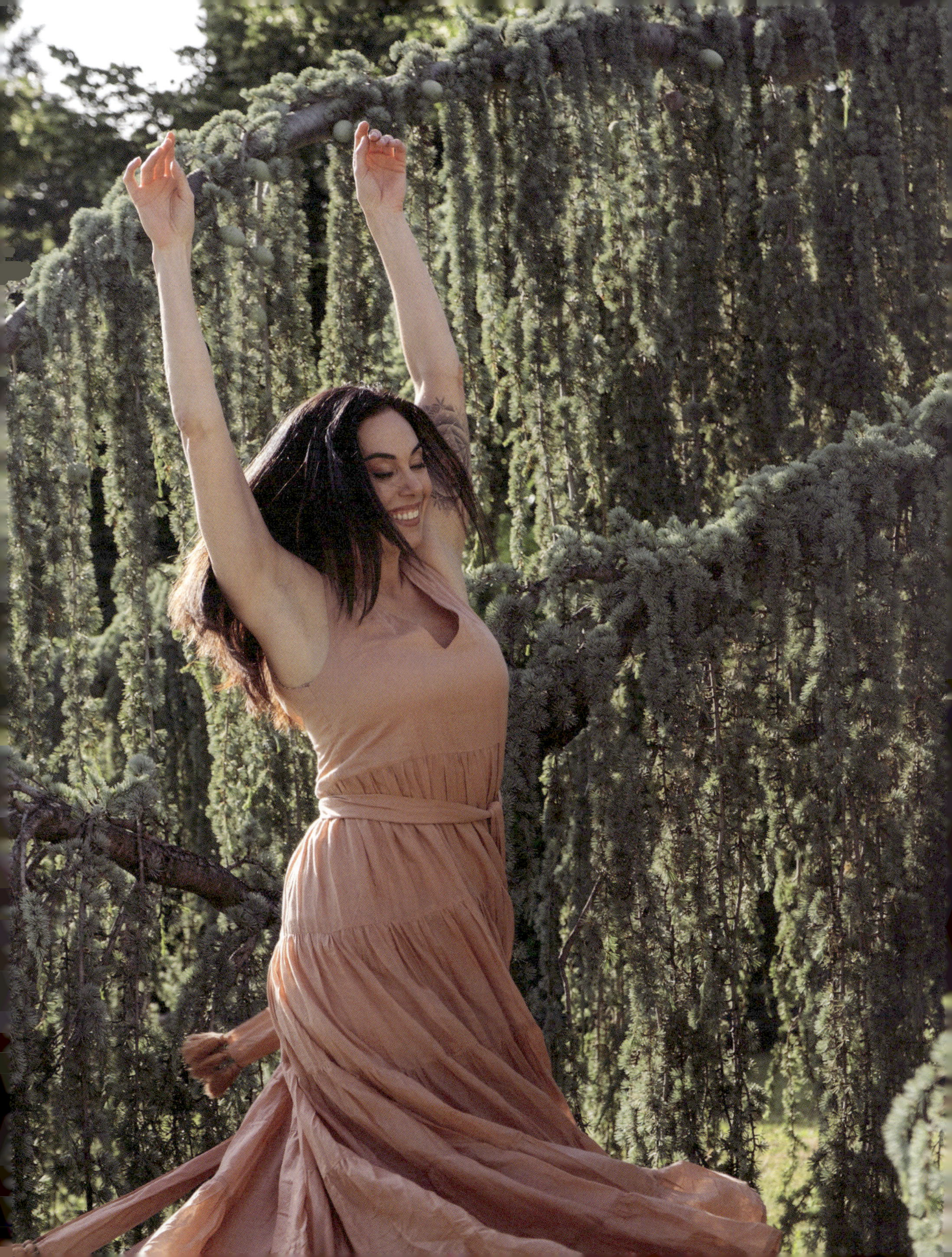

TABLE DES MATIÈRES

INDEX DES BIENFAITS

Retrouvez rapidement les exercices que vous pouvez pratiquer en fonction des principaux bienfaits que vous souhaitez obtenir.

CIRCULATION SANGUINE

Pour une stimulation et une amélioration de la circulation sanguine

CONCENTRATION

Pour une amélioration et une meilleure maîtrise de sa concentration

CONSCIENCE

Pour favoriser un état de conscience

DÉTENTE

Pour un apaisement du corps et de l'esprit

DIGESTION

Pour favoriser une meilleure digestion

DOULEURS MENSTRUELLES

Pour réduire les douleurs menstruelles

ÉNERGIE

Pour une augmentation du niveau d'énergie

ÉQUILIBRE

Pour une augmentation de l'équilibre corporel

ÉTIREMENT

Pour un étirement des muscles et un assouplissement

HUMEUR

Pour une amélioration de l'humeur au quotidien

OUVERTURE DES HANCHES ET DU BASSIN

Pour ouvrir et étirer les hanches et/ou le bassin et relâcher les tensions

RELAXATION

Pour favoriser un état de calme et de relaxation

RENFORCEMENT MUSCULAIRE

Pour une renforcement de la puissance musculaire

RESPIRATION

Pour une libération de la respiration

SÉCURITÉ

Pour renforcer un sentiment de sécurité

SOMMEIL

Pour une bonne préparation au sommeil ou un qualité de sommeil améliorée

STABILITÉ MENTALE

Pour un augmentation de la stabilité, de la tranquillité intérieure, et de la clarté mentale

TEMPÉRATURE CORPORELLE

Pour une diminution de la température du corps

TENSIONS

Pour un relâchement des tensions accumulées dans divers endroits du corps

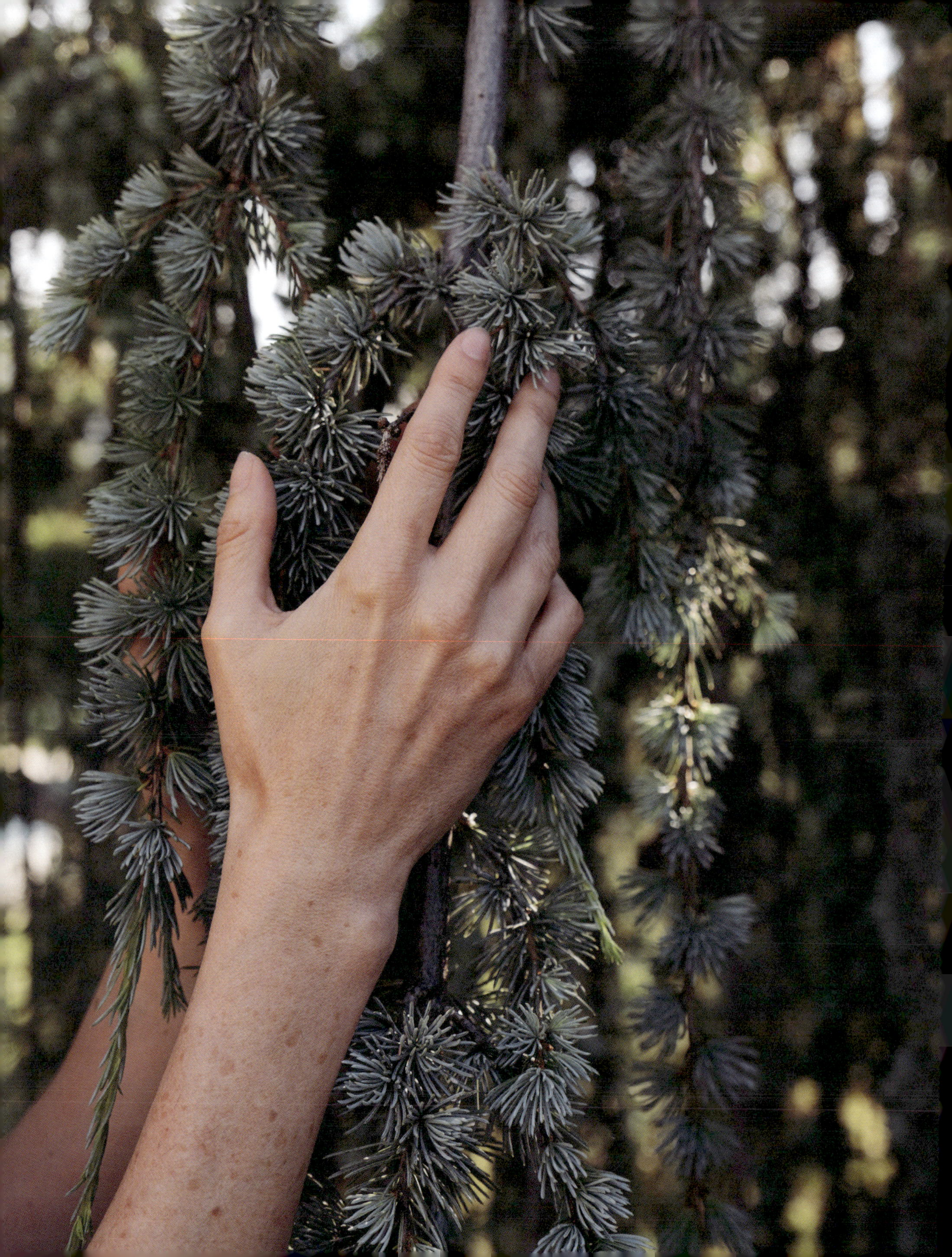

INDEX DES EXERCICES

LES POSTURES DE YOGA

LES PRANAYAMAS

LES MÉDITATIONS

LES RECETTES AYURVÉDIQUES

CRÉDITS

Directrice
Aurore Charoy

Éditrice
Jessica Rostain

Illustratrice
Roxanne Blondel

Photographies
© Coco Studio pour les photos p. 2, p. 4, p. 10, p. 26, p. 40, p. 62, p. 67, p. 126, p. 141, p. 151, p. 162, p. 173, p. 198, p. 206.

Autres crédits photographiques : P. 9 : © Harli Marten / Unsplash ; pp. 16-17 : © Rawpixel ; p. 25 : © Kenrick Mills / Unsplash ; pp. 34-35 : © Diego Ph / Unsplash ; P. 39 : © Rawpixel ; p. 57 : © Ivan Zakharenko / Unsplash ; p. 61 : © Jakub Kriz / Unsplash ; p. 65 : © Mourad Saadi / Unsplash ; p. 73 : © christopher Sardegna / Unsplash ; p. 77 : © Cala / Unsplash ; p. 79 : © Aaron Blanco Tejedor / Unsplash ; p. 87 : © Del Socorro / Sucré salé ; p. 89 : © Mariana Medvedeva / Unsplash ; p. 91 : © Rawpixel; p. 99 : © Gaelle Marcel / Unsplash ; p. 101 : © Saffu / Unsplash ; p. 109 : © Alice Pasqual / Unsplash ; p. 110 : © Arusfly / Unsplash ; p. 121 : © Karolin Baitinger / Unsplash ; p. 123 : © Melissa Walker / Unsplash ; p. 125 : © Alexander Grey / Unsplash ; p. 129 : © Linus Nylund / Unsplash ; p. 134 : © Tabitha Turner / Unsplash ; p. 137 : © Langot / Sucré salé ; p. 139 : © Ameenfahmy / Unsplash ; p. 142 : © Artem Kovalev / Unsplash ; p. 149 : © Oskars Sylwan / Unsplash ; p. 157 : © Badiane Studio / Sucré salé ; p. 158-159 : © veronica-gomez-ibarra / Unsplash ; p. 161 : © Colton Duke / Unsplash ; p. 165 : © Andre Guerra / Unsplash ; p. 175 : © Kateryna Hliznitsova / Unsplash ; p. 179 : © Alex Perez / Unsplash ; p. 186 : © Kara Kulikova / Unsplash ; p. 189 : © Ann Savchenko / Unsplash.

Direction artistique et conception graphique
Stéphanie Boulay

Responsable des partenariats et droits étrangers
Stéphanie Bardon
stephanie.bardon@webedia-group.com

Imprimé en Chine par Toppan sur du papier FSC ®
provenant de bois gérés de manière responsable.

FSC
www.fsc.org
MIXTE
Papier | Pour une gestion forestière responsable
FSC® C104723

ISBN : 978-2-38184-084-0
Dépôt légal : 4e trimestre 2024

2 rue Paul Vaillant-Couturier
92532 Levallois-Perret Cedex